¿PORQUÉ A LAS MUJERES LES GUSTAN LOS CHICOS MALOS?

Descubre Por Que las Mujeres se Sienten Atraídas Hacia los Chicos Malos y lo que Puedes Hacer al Respecto

MARSHALL FARMER

© Copyright 2022 – Marshall Farmer - Todos los derechos reservados.

Este documento está orientado a proporcionar información exacta y confiable con respecto al tema tratado. La publicación se vende con la idea de que el editor no tiene la obligación de prestar servicios oficialmente autorizados o de otro modo calificados. Si es necesario un consejo legal o profesional, se debe consultar con un individuo practicado en la profesión.

- Tomado de una Declaración de Principios que fue aceptada y aprobada por unanimidad por un Comité del Colegio de Abogados de Estados Unidos y un Comité de Editores y Asociaciones.

De ninguna manera es legal reproducir, duplicar o transmitir cualquier parte de este documento en forma electrónica o impresa.

La grabación de esta publicación está estrictamente prohibida y no se permite el almacenamiento de este documento a menos que cuente con el permiso por escrito del editor. Todos los derechos reservados.

La información provista en este documento es considerada veraz y coherente, en el sentido de que cualquier responsabilidad, en términos de falta de atención o de otro tipo, por el uso o abuso de cualquier política, proceso o dirección contenida en el mismo, es responsabilidad absoluta y exclusiva del lector receptor. Bajo ninguna circunstancia se responsabilizará legalmente al editor por cualquier reparación, daño o pérdida monetaria como consecuencia de la información contenida en este documento, ya sea directa o indirectamente.

Los autores respectivos poseen todos los derechos de autor que no pertenecen al editor.

La información contenida en este documento se ofrece únicamente con fines informativos, y es universal como tal. La presentación de la información se realiza sin contrato y sin ningún tipo de garantía endosada.

El uso de marcas comerciales en este documento carece de consentimiento, y la publicación de la marca comercial no tiene ni el permiso ni el respaldo del propietario de la misma.

Todas las marcas comerciales dentro de este libro se usan solo para fines de aclaración y pertenecen a sus propietarios, quienes no están relacionados con este documento.

Índice

Introducción	vii
1. Ponte Primero	1
2. No Te Preocupes Por Lo Que Piensan De Ti	7
3. Una Mentalidad Fuerte	25
4. ¿Cómo Te Ves A Ti Mismo? Y Los Efectos De Pensar Demasiado	31
5. ¿Cómo Dejar De Pensar Demasiado Con Un Diálogo Interno Positivo?	43
6. ¿Cómo Te Ven Los Demás?	53
7. No Se Puede Hacer Feliz A Todos	73
8. Supera Tus Miedos	97
9. Sé Un Tirador De Gatillo	105
10. Los Chicos Malos Son Iguales A Los Hombres Buenos Y Cómo Tienen Una Confianza Total	115
11. Asumir La Atracción Y Ser Moldeador De Mundos	125
12. Tener Una Actitud De Que Al Diablo Le Importa	137
13. Abordar Algunos Conceptos Erróneos Y Las Bromas	147
Conclusión	159

Introducción

No es ningún secreto. No es el chico agradable y sensible el que se queda con las chicas. No son los buenos chicos sensibles los que hacen fluir los jugos de una mujer. Y no son los chicos agradables y sensibles los que atraen a las mujeres como un imán. No, es el chico malo el que hace todas estas cosas. Es el chico malo que toma las fantasías de una mujer y es lo que ella sueña y sale cada noche y día con la esperanza de experimentar. Es el chico malo el que la mantiene despierta por la noche y ocupada en la bañera.

La mayoría de los chicos nunca entenderán el poder que tienen los chicos malos sobre las mujeres. Y es por esta sencilla razón... porque la mayoría de los chicos nunca serán chicos malos ni tendrán las características de un chico malo.

Nunca tendrán una mujer adicta a ellos, nunca tendrán mujeres que renuncien a todo por su toque, nunca tendrán mujeres completamente embelesadas solo por su presencia. Y es una maldita vergüenza. Todo hombre debería experimentar ser un chico malo.

Sin embargo, con este práctico libro pretendo cambiar todo eso. Mi objetivo es ser el mentor que se suponía debías tener. Muchos hombres pasan por la vida sin recibir buenos consejos masculinos, especialmente cuando se trata de ser el tipo de hombre al que las mujeres simplemente no pueden resistir. Creo que es importante que los hombres entiendan esto y se den cuenta de que atraer y tener relaciones sexuales con un montón de mujeres (incluidas mujeres hermosas) no es tan difícil o al menos no tan difícil como la mayoría de los hombres lo hacen. El enfoque principal de un hombre no debería ser en la parte íntima de la mujer, sin embargo, los hombres que no están obteniendo muchas buenas partes íntimas simplemente van a ignorar esto.

Conviértete en un buen chico malo y esto ya no será un problema para ti y podrás liberar tu tiempo para hacer cosas importantes.

¿Cómo ser un buen chico malo?

Estas son solo algunas de las cosas que aprenderás de la serie cómo ser un buen chico malo:

- Dónde y con quién están las prioridades de un chico malo.

Introducción

- ¿Qué tiene exactamente el chico malo que irrita tanto a las mujeres?
- Lo que realmente significa ser un buen chico malo.
- La importancia de convertirte en un "tirador de gatillo".
- El lazo inseparable entre ser un buen chico malo y la masculinidad.
- Este cambio de mentalidad que da a los chicos malos su poder hipnótico sobre las mujeres.
- La actitud que enloquece a las mujeres con ganas de un buen chico malo.
- Consejos prácticos para vestirte como el chico malo de los sueños de las mujeres.
- Cómo se relaciona un chico malo con el mundo que lo rodea y por qué esto le da tanto poder (incluso con las mujeres).
- Este rasgo de ser un buen chico malo que vuelve a las mujeres más salvajes que cualquier otra cosa.
- Cómo las creencias internas centrales del chico malo te traen más mujeres de las que sabes qué hacer con ellas.
- Cómo ser el hombre que hace que el corazón de las mujeres dé un vuelco cuando están cerca de ti.
- Cómo pasar de ser un "teto" a ser un cuentagotas (por supuesto, el trabajo es requerido!)

Y mucho, mucho más...

Introducción

Entonces, si algo de esto te parece interesante, querrás estar atento a cada parte de este libro.

Para los que no saben, soy un escritor que se enfoca en ayudar a los hombres a aprovechar al máximo la vida. Con mujeres, con fitness, con dinero y con todo lo demás que un hombre tiene que lograr en la vida mi objetivo es hacértelo más fácil.

También he escrito muchos otros libros que tratan sobre los problemas que enfrentan los hombres. Cosas como tener citas y atraer mujeres, tener la mentalidad adecuada, tener éxito en la vida, ganar dinero, ponerse en forma y mucho más.

Quiero agradecerte por comprar mi libro y sé que tendrás un gran impacto positivo en tu vida. No sin más preámbulos, descubramos cómo ser un buen chico malo y volvernos irresistibles para las mujeres.

1

Ponte Primero

¿Quién es la persona más importante en tu vida? ¿Quién es la persona que más te importa? ¿Quién es el que tiene el mayor impacto en tu vida? Supongo que esas son preguntas un poco capciosas porque la respuesta a todas ellas deberías ser tú mismo. Eres el centro de tu propio universo. Eres la persona que más importa en tu vida. Por eso siempre debes ponerte a ti mismo primero. Es la única manera de vivir una vida exitosa y tener la vida de tus sueños.

Esto es algo que los chicos malos entienden de forma innata.

Por lo general, se han puesto a sí mismos en primer lugar desde que eran jóvenes, ya que tenía más sentido y se mantuvieron así desde entonces. Nunca fueron adoctrinados con ideas falsas de poner a los demás primero o convertirse en un felpudo para los demás como el objetivo más elevado de la vida, como lo hacen muchas ideologías y religiones. Saben que deben ser lo primero en su vida en todo momento. Esto no significa que sean unos idiotas con los demás, simplemente que se ponen a sí mismos en primer lugar.

Tu Vienes Primero

Tú vienes primero. Antes que todos los demás en tu vida y que alguna vez conocerás, tú estás primero. Hay un nombre para un organismo que no se cuida primero a sí mismo y que está extinto. En nuestro mundo, la sociedad quiere que seas un esclavo de ellos y otros estarían más que felices de usarte y abusar de ti. Sin embargo, este uso y abuso solo puede tener lugar si tú lo permites. El hombre que se pone a sí mismo en primer lugar nunca tiene que preocuparse de que nadie intente hacerlo su esclavo como saben que es imposible. Ponerse a uno mismo en primer lugar es la única opción lógica para vivir una vida plena.

Si bien no hay nada de malo en tener en cuenta las necesidades y los deseos de los demás al final del día, siempre debes hacer lo que es mejor para ti y solo para ti.

. . .

Sacrificarte por los demás no te otorgará ningún premio, pero te convertirá en un buen forraje para quien quiera salirse con la suya. Sacrificarse por los demás o poner a los demás en primer lugar no es noble, es estúpido.

La Mentira "Noble"

La sociedad, la religión y otros (prácticamente cualquiera que quiera aprovecharse de ti) te dicen que sacrificarte por ellos o por su organización es lo "noble" o "moral" o "inserta otro mecanismo de manipulación aquí". Por supuesto que te dicen esto, te dicen esto porque entonces con mucho gusto serás un esclavo tonto, una savia para sus planes. El hombre que se pone primero a sí mismo se llama egoísta cuando en realidad solo está siendo lógico. El hombre fue hecho para ponerse a sí mismo primero. Cuando se pone a los demás primero, el orden natural se altera y las cosas van mal.

El hombre debe ponerse a sí mismo en primer lugar sin pedir disculpas. No te dejes manipular para pensar lo contrario. Cualquiera que diga que no debes ponerte a ti mismo primero está trabajando activamente en tu contra y en tu mejor interés y debe ser tratado como tal. Obviamente, esto no significa andar tratando a todos como basura, ya que eso no significa ponerte a ti primero, sino simplemente poner a los demás por debajo. Puedes tratar bien a los demás siempre y cuando te trates a ti mismo aún mejor.

. . .

Invierte En Ti Mismo

Aunque no lo parezca, ya que tendemos a pensar en las inversiones en términos financieros, el chico malo siempre está invirtiendo en su mejor perspectiva... en sí mismo. No dedica tiempo a hacer cosas por los demás a menos que también se beneficie de ello. Los demás no pueden avergonzarlo para que haga lo que quieren, es un forajido que sigue sus propias reglas. Como deberían hacer los hombres. Él viene primero e invierte en sí mismo.

Sacrificarte por los demás nunca traerá satisfacción. Seguro que otros fingirán que lo que estás haciendo es noble, pero en realidad todo lo que están haciendo es aprovecharse de tu estupidez. Nunca te sacrifiques por otras personas. Eres la persona más importante de tu vida y debes tratarte como tal. Eres el centro de tu propio universo como los demás son el centro del suyo.

Resumen

Los chicos malos saben que ponerse ellos mismos en primer lugar es la única forma racional de vivir. No tiene nada que ver con menospreciar a los demás, sino con edificarse a uno mismo. No tienes que tratar a los demás como basura mientras te trates a ti mismo como oro. Nunca pongas las necesidades, los deseos y/o los sueños de los demás por encima de los tuyos. Si te casaste y tienes una familia, sigues siendo lo primero.

Todavía puedes cuidar a tus amigos, familiares y a quien quieras, siempre y cuando te pongas a ti mismo en primer lugar.

No seas tonto, más bien sé un hombre. Sé un buen chico malo y ponte primero en todo lo que hagas. Dale a tus necesidades, deseos y anhelos la consideración que se merecen.

Otros pueden estar en contra de esto, pero ¿y qué? Vives para ti mismo, no para los demás y, además, los amos de esclavos tienden a enfadarse cuando sus esclavos rompen sus cadenas. Invierte en ti mismo, después de todo eres tu mejor inversión. No seas idiota, sé un buen chico malo y ponte primero.

2

No Te Preocupes Por Lo Que Piensan De Ti

Preocuparte por lo que otras personas piensen de ti es la paranoia que define a un ser humano. Es una locura colectiva presente en todas las culturas.

Estás preprogramado para querer encajar en el mundo.

Pero eso no significa que debas preocuparte constantemente de cómo te perciben las personas. El miedo no requiere una explicación racional. ¡Hay gente que le teme a las bolas de algodón y al queso!

Evitar la desaprobación social era originalmente necesario para sobrevivir, pero ahora es solo un vestigio de molestia que nos impide ir al cine solos por temor a ser juzgados.

. . .

Tu próxima tarea es hacer un inventario de todas las personas y grupos cuya opinión es más importante para ti. Y junto a cada uno de estos, escribe exactamente por qué te importa su opinión. ¿Qué temes perder si no obtienes su aprobación?

Si su opinión te importa tanto, básicamente están dirigiendo tu vida. Ni siquiera necesitas conocer a esta persona, podría ser una celebridad a la que deseas emular y te encantaría impresionar con tu esfuerzo por ser como ellos.

Estás horrorizado ante la idea de perder su aprobación y harías cualquier cosa para mantenerla.

Puede que digan algo y tu te concentrarás tanto en ese pensamiento que serás incapaz de escuchar tu propia voz. La voz de tu yo auténtico. Terminas descuidando tu capacidad para desarrollar ese yo auténtico.

Tu yo auténtico sabe quién eres realmente.

Tu yo auténtico sabe lo que realmente te gusta y lo que no te gusta.

. . .

Tu yo auténtico te dirá cuándo las opiniones de los demás son irrelevantes y no deberían influir en tus decisiones.

Sin embargo, debido a que estás tan preocupado por buscar la aprobación de los demás, ignoras todo lo que tu yo auténtico te dice hasta que ya no escuchas esa voz en tu cabeza que siempre estaba tratando de recordarte quién eres en realidad.

Esta voz pierde la motivación para animarte, porque sus ideas no son las que crees que te recompensarán con la aprobación social.

Tu voz te está diciendo que te vayas a un largo viaje a Europa, es lo que siempre has querido hacer. Practica los idiomas, toma hermosas fotografías y disfruta del sol. Pero esa idea sería rechazada por otros. Dirán: "¿Europa? ¡Eso no está bien!", y le dirás a la voz de tu yo auténtico que se calle la maldita boca porque no te dice cómo ser genial.

¿Quieres saber quién es genial?

Es la persona a la que le importa un demonio lo que otros piensan que es genial y se va porque quiere irse a Europa de todos modos.

. . .

Cuando ignoras tu voz auténtica, no estará disponible para ti cuando necesites tomar las principales decisiones emocionales sobre tu vida que finalmente definirán tu carácter.

Cuando esa voz es silenciada, inevitablemente te conviertes en el promedio de las opiniones populares que flotan a tu alrededor.

No tienes autenticidad. No tienes voz. No permitas que tu identidad se base en la aprobación de otros o de lo contrario no tendrás ninguna identidad en absoluto.

Es posible que no te des cuenta de hasta qué punto se ha silenciado tu voz interior.

Así que así es como vuelves a poner tu voz auténtica a que controles y límites el poder que tiene sobre tu comportamiento la voz que no es auténtica y que agrada a las personas.

1. Escucha tu voz auténtica

Lo sabrás cuando la escuches. Pero puede ser necesaria una reflexión seria para darte cuenta de qué opiniones e ideas son realmente tuyas y no solo las ideas que adoptaste para obtener la aceptación de los demás.

· · ·

Para encontrar realmente esta voz auténtica, reflexiona sobre tus valores.

¿Qué es lo que realmente te importa? ¿Para qué prefieres dedicar tu tiempo a hacer? ¿Con quién te gusta pasar el tiempo? ¿Tus pensamientos y opiniones reflejan esto?

¿Cuánto te importa realmente tu trabajo? ¿De verdad te gusta dedicarle tu valioso tiempo? Te gusta tener novia ¿U, honestamente, te gustaría algo más de tiempo para estar soltero?

¿Cuántas cosas finges que te gustan y que te preocupan?

Puedes tomar algún tiempo contemplar seriamente todas estas preguntas y encontrar las respuestas reales que lo ayuden a encontrar tu identidad auténtica.

Cuanto más falso sea, más incómodo te resultará. Pero esto es necesario para comprender realmente quién eres y qué quieres de la vida y, lo más importante, cómo dejar de preocuparte tanto por lo que la gente piensa de ti.

· · ·

2. Descubre por qué no has sido auténtico

Lo más probable es que esto esté relacionado con cualquier cosa que te dé miedo. Por ejemplo, miedo a perder la aprobación de los demás y miedo a sentirte avergonzado. ¿De qué partes de tu vida estás más avergonzado? ¿Tienes miedo al fracaso y finges tener más éxito de lo que realmente tienes?

Sé honesto contigo mismo.

La otra forma en que puedes mostrar falta de autenticidad es estar demasiado emocionado por los elogios y la aprobación que recibes de los demás. Cada vez que alguien dice que eres genial, guapo, inteligente o divertido, ¿te da un pico de dopamina de emoción y felicidad? Bueno, eso significa que dependes de la aprobación de otras personas para tu buen humor, algo que definitivamente no te va ayudar a ser el chico malo que queremos que seas.

Eso es realmente un desastre. Dependes de otras personas para que te digan que seas feliz, para poder permitirte ser feliz. Tus emociones siempre están completamente bajo tu control. Esto no siempre es obvio, especialmente para las personas que son adictas a ese comportamiento de búsqueda de aprobación. No necesitas presumir, no necesitas suplicarle a la gente esta aprobación.

3. Elimina estas áreas no auténticas

Puede ser poco realista esperar que elimines todas estas áreas de falta de autenticidad. Pero deberías reflexionar seriamente sobre cuáles sería apropiado conservar y cuáles deberían eliminarse.

¿Qué áreas de tu vida te preocupan más por expresar tu yo auténtico?

Reflexiona sobre esa pregunta y comprométete a dejar que tu voz auténtica tome el control en esas áreas.

A continuación, debes tomar medidas para desarrollar tu yo auténtico y expresarlo en situaciones apropiadas. Básicamente, esto significa ser tú mismo sin miedo.

Es fácil leer un libro con buenos consejos. Pero, en última instancia, debes actuar por tu propia cuenta y fuerza de voluntad.

Y si todavía te interesa ganarte la aprobación de la gente "genial", piensa en esto. Las personas auténticas y geniales solo se sienten atraídas por otras personas auténticas que pueden expresar honestamente sus propias opiniones y no regurgitar lo que dicen los demás. Pueden ver a través de la inauténtica aprobación de las personas que buscan. Directamente a través de ellos.

Y lo que encuentro realmente gracioso es que estas personas inauténticas no tienen idea cuán obvia es en realidad su falta de autenticidad. Dolorosamente obvio.

Entonces, si realmente quieres conectarte con personas auténticas e interesantes, entonces debes convertirte en una persona auténtica y estar dispuesto a expresar honestamente quién eres cuando te preocupes por hacerlo.

También espero que hayas sido lo suficientemente inteligente como para darte cuenta.

Los insultos que te estaba lanzando en este libro eran solo para enseñarte a dejar de preocuparte por lo que otras personas piensan de ti.

Tú sabes qué hacer ahora, pero depende de ti hacerlo por ti mismo. Con algo de práctica y tiempo, definitivamente harás algunos cambios audaces en tu vida.

. . .

Deja de preocuparte por estas 3 cosas para dar rienda suelta a tu auténtico yo.

Es posible que aún no lo creas si no lo haz experimentado tú mismo, pero dentro de ti está la forma más pura de ti mismo. Este yo auténtico es compasivo, creativo y valiente. Eres tú el que vive libre y felizmente. Nacemos sin miedo, pero la sociedad nos arroja tierra y barro. Mucha gente deja que estas capas de suciedad y expectativas sociales se cimenten. Mientras tanto, han olvidado por completo tu potencial real.

Pero cuando comienzas a cincelar esa suciedad, te refinas. Encuentras la manera de impactar al mundo en lugar de ser sofocado por él.

La sociedad definitivamente necesita esa suciedad.

Necesitamos personas que estén dispuestas a hacer todos los trabajos aburridos de la mente. Necesitamos que las personas limpien las cosas solo porque se les paga por hacerlo y no porque sea lo correcto. Y si realmente amas tu trabajo aburrido y amas ser el hombre bueno y nerd, al que siempre le ven la cara, entonces esa es tu elección y estoy feliz de que hayas encontrado tu propósito.

. . .

Pero para muchas personas, aceptar la mediocridad no fue su primera opción. Tenían sueños. Querían ir a hacer amigos por todo el mundo. Querían cantar con pasión. E infectar a las personas con su voz feliz y poderosa. De alguna manera, las expectativas de los demás se interpusieron e impidieron su crecimiento.

Tú, personalmente, también necesitas esa suciedad de las expectativas sociales. Si la sociedad no esperaba nada de ti, entonces tal vez no tendrías ninguna motivación para ir a proveer para el mundo. Esto puede ser una simplificación del proceso de maduración y crecimiento. Pero tiene sentido.

Una vez que la programación social te ha enseñado cómo ser aceptado en el grupo y has aprendido todas las reglas, también sabes cuándo está bien romper las reglas. Puede que no quieras pararte en una esquina y gritarle a la gente que se quede fuera de tu espacio, pero has visto a otras personas hacerlo, así que ahora sabes que es posible.

Hay 3 problemas principales que confunden a las personas y tienden a causar dependencia de la aprobación social.

Estos problemas son:

- Decisiones sociales
- Personalidad falsa

- Dependencia de los resultados

Por favor, memoriza estos problemas y presta atención a la medida en que haz sido culpable de ellos.

Decisiones sociales

Cuando estás en una situación social. Hablar con la gente debe ser divertido y relajado. No debe haber presión para impresionar a alguien con las palabras o los comportamientos correctos. Ya tienes la capacidad de decir exactamente lo correcto. Lo correcto es lo que quieras que sea. Solo necesitas expresarlo.

Para muchos hombres, hablar con una mujer atractiva es mucho más complicado de lo que realmente debería ser. A menudo tratan sus primeras palabras como una especie de código que, con suerte, desactivará una bomba. El problema es que están asumiendo que hay una bomba. Pero en realidad, no hay nada de qué preocuparse. Les preocupa si deben felicitarla, hacerle una pregunta, o burlarse de ella.

Agonizan en las líneas exactas que creen que deberían decir.

· · ·

Preocuparse por decisiones como esta simplemente los cansa.

Y cuando finalmente encuentran el coraje para acercarse a ella, esta preocupación afecta su primera impresión. No necesitas líneas para impresionar a la gente.

¡Las personas más impresionantes son las que expresan naturalmente lo que tienen en mente porque no necesitan líneas!

Puede ser cualquier situación, incluso cómo saluda a tus compañeros de trabajo. Sea lo que sea, algunas personas se preocupan por las decisiones que deben tomar. Esta agonía es innecesaria. Es solo una señal de que te preocupas demasiado por lo que piensan los demás.

Cuando quieras hablar con alguien, simplemente abre la boca y di lo que salga.

Si tartamudeas a menudo o es algo inarticulado, solo se necesita algo de práctica para hacerlo bien.

· · ·

Forzar una personalidad falsa

Esto suena mal, pero es posible que ni siquiera te des cuenta de que lo estás haciendo. Durante las conversaciones con alguien cuya opinión valoras, puedes intentar ser demasiado divertido, atractivo, fresco, ruidoso o feliz.

Estás tratando de controlar la imagen que la gente tiene de ti.

Las personas socialmente inteligentes reconocen inmediatamente esta falsedad. Drena tu energía y te encuentras como lo que algunos describirían como esforzarse.

Es posible que reconozcas a las personas que utilizan gestos exagerados y buscan atención constantemente. O tal vez un chico vanidoso que piensa que mostrar su reloj caro hará que las chicas le presten atención.

Tratar de manejar lo que otras personas piensan de ti es imposible e infantil.

Se necesita madurez para deshacerse de esas máscaras que esconden quién eres en realidad. Compartir tu opinión genuina es mucho más atractivo, auténtico y genial que fingir que eres perfecto y feliz todo el tiempo.

Forzar una personalidad falsa significa que crees que tu personalidad real no es lo suficientemente buena. Te preocupa que a la gente no le guste tu verdadero yo, así que finges que eres mucho más interesante, positivo o atractivo de lo que realmente eres.

Cuando puedes demostrar que no te preocupa lo que la gente piense de ti, instantáneamente aumenta tu atractivo e inteligencia social en cualquier situación.

Estar atrapado en tu cabeza y preocuparte por cómo las personas a tu alrededor juzgan tu comportamiento solo te limita. Hace que hables demasiado bajo, evites el contacto visual, tartamudees y muestres otras indicaciones de que está permitiendo que el mundo a tu alrededor lo reprima.

Se necesitará algo de práctica, pero cuando te des cuenta de que estás participando en este tipo de comportamiento, recuerda parar inmediatamente.

Algunas personas están solo un poco sofocadas y podrán beneficiarse de esta práctica de inmediato. Al ser consciente de sí mismo y observar el comportamiento, puedes darte cuenta de hasta qué punto permites que el mundo te limite.

. . .

No necesitas estar limitado. ¡Puedes ser libre!

Dependencia de los resultados

Esto significa, obviamente, que dependes de algún resultado de la interacción. Si haz conocido a una persona con la que te gustaría hacer amistad, tu resultado deseado puede ser obtener los detalles de contacto con este nuevo amigo y reunirse en algún momento. Si la interacción no termina así, estarías muy decepcionado.

O quizá eres un hombre que habla con una mujer atractiva y esperas que salga contigo o algo similar. Todo el tiempo que estás hablando con ella, estás constantemente obsesionado con obtener este resultado. Te preocupa que ella no te dé lo que quieres.

Por supuesto que puedes quererlo, pero no lo necesitas.

Algunas personas se preocupan demasiado por obtener su resultado. A algunas personas no les importa lo suficiente.

Si estás constantemente preocupado por no obtener el resultado que deseas en situaciones sociales, entonces tal vez estés demasiado apegado a él.

. . .

Ahora recuerda estos 3 problemas y presta atención cuando los cometas. Ahora sabrás que estás consciente. Entonces solo tienes que recordarte a ti mismo detenerte cuánto antes, y luego, cambia tu comportamiento.

Con el tiempo, podrás equilibrar la interacción feliz con las personas y no preocuparte por lo que piensen de ti. Podrás tener largas y agradables conversaciones con nuevos amigos sin necesidad de agradarles y seguirte en las redes sociales.

Podrás relajarte y, como dice el cliché, finalmente ser tú mismo.

Aún habrá ocasiones en las que debas ser consciente de cómo tu comportamiento afecta a otras personas. Pero ahora tendrás el poder de elegir si vale la pena estar tan aterrorizado de perder la aprobación social para compartir tu opinión y ser honesto con el mundo que te rodea.

Siempre que sientas que otras personas de alguna manera te hacen actuar de manera antinatural o aterradora, puedes recordarlo con las simples palabras "¡No me importa un demonio!"

. . .

Es posible que hayas oído hablar del uso de afirmaciones positivas para convencerte de que tienes confianza, habilidad o carisma. Repitiéndote todos los días: "¡Tengo confianza, tengo confianza, tengo confianza!" Te ayudará a desarrollar algunos hábitos de pensamiento positivo, pero si no lo crees, se sentirá falso. Para creerlo, ¡tienes que demostrártelo a ti mismo!

Esto significa que cada vez que sientas la tentación de impresionar a alguien u ocultar tus opiniones y acciones más auténticas, primero recuerda: "¡No me importa un comino!" y luego, ¡Pruebate a ti mismo!

Si vas a una fiesta y crees que necesitas vestirte bien para que la gente se interese en ti, entonces ponte lo más informal que puedas.

Si tienes miedo de admitir tus intereses, demuéstrate a ti mismo contándolo a alguien. Siéntete orgulloso de quién eres y de lo que te gusta. Como ya hemos visto, las personas auténticas son las más atractivas de todos modos.

Cuando puedas gritar con éxito: "¡No me importa para nada!" y luego demostrártelo a ti mismo, finalmente podrás deshacerte de todos los grilletes que te han estado sujetando y revelar lentamente tu auténtico yo.

Y cuando seas auténtico, la gente buscará tu aprobación y se preocupará por lo que tu piensas. Todo esto te lo digo porque para convertirte en el chico malo que todas las mujeres aman, tienes que aprender a qué te valga lo que los demás piensen de ti, si tú sigues teniendo todos esos clichés y para todas las situaciones, no vas a poder lograr el objetivo.

3

Una Mentalidad Fuerte

¿Estás teniendo dificultades para decir "no" a los demás? ¿Sientes que no puedes ofrecer tu opinión real sobre los temas porque puedes crear conflictos? ¿Te falta el coraje para hablar por ti mismo? Si es así, es posible que sufras de baja autoestima y falta de asertividad. No es raro sentirse así, pero si deseas obtener más información sobre cómo expresarte mejor, estás en el lugar correcto.

La asertividad es un estilo de comunicación que permite a sus usuarios hablar y defenderse de manera clara y respetuosa. Permite la expresión segura de sus necesidades y sentimientos sin necesidad de pruebas. Ser asertivo significa expresar sus deseos teniendo en cuenta las opiniones, deseos y sentimientos de los demás.

La asertividad es fundamental para sentirse empoderado en su propia mente, así como en el trabajo y en el hogar, respetando los derechos y opiniones de otras personas. La asertividad no se trata de agradar todo el tiempo, ni de asegurarse de que todos sean felices. Se trata de defender su derecho a ser tratado de manera justa.

La asertividad tiene muchas ventajas. Primero, te permite convertirte en un comunicador más fuerte. Te da confianza y mejora tu autoestima. Además, te ayuda a ganarte el respeto de los demás mientras mejoras tus habilidades para tomar decisiones. Más importante aún, la asertividad sirve como una forma de reducir la amargura que sientes cuando no se satisfacen tus necesidades y deseos.

Además, cuanto más asertivo te vuelvas, mejor podrás afrontar los problemas o conflictos con aplomo y una mente más clara. Te anima a tomar decisiones sin dudar de ti mismo. Tendrás más respeto por ti mismo y, a cambio, te ganarás el respeto de los demás. Los sentimientos de ser ignorados o coaccionados serán reemplazados por sentirse comprendidos y en control de sus decisiones.

Asertividad VS Agresividad

Cuando la gente piensa en asertividad, suele pensar en agresividad. Aunque es común confundir o mezclar los dos, son muy diferentes. La delineación se puede resumir con una simple palabra, respeto.

Las personas asertivas respetan las opiniones, los sentimientos, las necesidades y los deseos de los demás. No colocan los deseos de los demás por encima de los suyos. En cambio, encuentran métodos para evitar infringir los derechos de las personas al mismo tiempo que hacen valer sus propios derechos y buscan un compromiso. Es posible comunicar tus sentimientos sin que alguien sienta que debe ceder ante ti.

La agresividad, en cambio, carece de respeto. Las personas agresivas no muestran respeto por los demás. Son rápidos para gritar o amenazar a las personas e invaden su espacio personal. Estos individuos están tan preocupados por expresar sus opiniones que harán una escena para ser escuchados.

El comportamiento agresivo se caracteriza por una total indiferencia por las necesidades, deseos, sentimientos o incluso la seguridad personal de los demás. Las personas que se comportan de esta manera tienden a defenderse rápidamente, incluso si eso significa pisar a los demás. Suele ser un comportamiento enojado y exigente donde se levantan las voces y donde el sarcasmo puede volverse amenazante o violento. Los conflictos con personas agresivas se convierten en luchas de gritos que pueden derivar en violencia física.

. . .

La agresividad excesiva y la autopromoción parecen desenfrenadas en los medios y la sociedad de hoy.

Las personas se comunican agresivamente todos los días mientras ignoran los sentimientos y derechos de los demás.

Las peleas ocurren a diario en los programas de entrevistas, y la persona más desagradable y agresiva a menudo obtiene la mayor cantidad de tiempo al aire en la televisión. La manipulación maestra se ha convertido en una forma de alto arte, chupando la vida de interacciones significativas y respetuosas.

Por el contrario, la asertividad conlleva una tranquila dignidad. No es agresivo como la comunicación agresiva. Se trata de encontrar el equilibrio perfecto entre decir no a los demás mientras le dicen que sí. Las personas asertivas tienen la madurez y el autocontrol para saber lo que quieren y cómo conseguirlo sin infringir los derechos de los demás.

No es probable que ser agresivo te haga ganar muchos amigos y, en última instancia, es posible que no consigas lo que quieres. Ser asertivo, por otro lado, te permite establecer límites para expresar honestamente cómo quieres que te traten. El equilibrio entre la confianza en uno mismo y encontrar una voz para expresar claramente sus necesidades y deseos puede ser reconfortante, tanto para usted como para los demás.

Asertividad VS Pasividad

En el extremo opuesto del espectro está la pasividad. La comunicación pasiva asume que otros entiendan lo que quieres o necesitas, incluso si no específicas esas necesidades.

El silencio y la suposición son las señas de identidad de este estilo.

La diferencia clave aquí es nuevamente el respeto. La agresividad se define por la falta de respeto por los demás, mientras que la pasividad se define por la falta de respeto por uno mismo. Las personas pasivas ignoran sus propias opiniones, sentimientos, necesidades y deseos. Tienen la costumbre de colocar sus deseos por debajo de los demás.

Las personas asertivas nunca pierden de vista la idea del respeto propio. Se respetan a sí mismos y usan sus palabras y acciones para expresar los límites de lo que necesitan y quieren con una voz tranquila y clara, mientras mantienen una postura que transmite confianza y compostura.

. . .

Al igual que con la agresividad, tampoco es probable que la pasividad te haga ganar muchos amigos. Peor aún, es incluso menos probable que obtengas lo que deseas. La pasividad le quita el poder a una persona que permanece callada o simplemente permite que otros decidan lo que debe suceder.

Las personas asertivas no son sumisas ni agresivamente dominantes. Ellos logran un equilibrio claro de respeto por las opiniones de los demás mientras expresan sus necesidades y deseos de una manera que no se puede malinterpretar. Debido a que este estilo de comunicación se basa en el respeto mutuo, es una forma diplomática de discutir temas que van desde cómo quieres que te traten los demás hasta cómo estás dispuesto a manejar los conflictos.

El primer paso en la búsqueda del éxito, es dejar de estar cautivo en el medio ambiente en el que te encuentras primero. Busca desarrollar tus habilidades como comunicador asertivo para poner fin a tu cautiverio. Te ayudará a autoevaluarse, reconocer quién eres y qué quieres, luego dar pasos simples pero efectivos para encontrar tu voz y poder defender tus deseos y necesidades. Estarás mejor equipado para construir el entorno en el que deseas vivir al crear límites de respeto por ti mismo mientras aprecias las necesidades y deseos de los demás.

4

¿Cómo Te Ves A Ti Mismo? Y Los Efectos De Pensar Demasiado

Para empezar, es útil comprender primero cómo te ves a ti mismo. Esto significa mirar quién eres, qué crees sobre ti mismo y dónde crees que encajas en la jerarquía social.

Comprender estas cosas es importante porque afectan tu capacidad para comunicarte de manera asertiva. Por ejemplo, si te ves a ti mismo bajo una luz negativa, tiendes a tener dificultad para defenderte. Es posible que te sientas intimidado cuando te hagan una pregunta directa o por tu opinión. Incluso puede que te falte la confianza para mirar a alguien directamente a los ojos cuando te hable. Pedir una aclaración sobre una política en el trabajo puede ser solo un poco menos doloroso que un ataque cardíaco.

Además, con una autopercepción limitante, es posible que te concentres demasiado en los rasgos negativos.

. . .

Pensamientos como "No soy muy bueno manejando conflictos", "No me siento cómodo diciendo que no a alguien con autoridad" o "No sé cómo pedir lo que quiero", pueden repercutir en tu mente cada vez que te enfrentas a una situación en la que necesitas confiar en ti mismo. Tu duda de ti mismo puede hacer que te quedes callado y confuso autoconservación, lo que le impide expresar eficazmente sus necesidades y deseos.

LOS EFECTOS DE PENSAR DEMASIADO

Hay una alta posibilidad de experimentar problemas somato psicológicos si tu nervio vago está inflamado o dañado. Estos problemas se relacionan principalmente con tu aspecto psicológico y solo se pueden notar a través de tus acciones, y se iniciaron en tu cabeza, ya que depende de cómo responda tu cerebro a diferentes situaciones, por lo que debes comprender los dos sistemas del nervio vago. comunicarte continuamente con el cerebro, principalmente sobre otros órganos del cuerpo. El sistema nervioso simpático se encarga de mantenerte en acción alimentándote con el cortisol y la adrenalina mientras que el sistema nervioso parasimpático es confiable mientras estás relajado o descansando.

. . .

En otras palabras, el sistema simpático activa acciones mientras que el parasimpático desacelera acciones y te mantiene en reposo.

Sin embargo, este último utiliza la acetilcolina como neurotransmisor que controla la presión arterial y el ritmo cardíaco para crear una condición perfecta para la relajación. Como parte del sistema nervioso autónomo del cuerpo, el nervio vago puede fallar o sufrir daños que obstaculicen todo tu potencial para el cuerpo. La condición más común que afecta al nervio vago es la inflamación que hace que funcione mal. Esta condición podría empeorar el funcionamiento de todo el cuerpo ya que el nervio vago facilita procesos esenciales que mantienen el cuerpo saludable y coleando. Esta etapa analiza los problemas psicológicos que surgen como resultado de la disfunción vagal y la inflamación de la siguiente manera:

Estrés Crónico

El problema está asociado con pensar demasiado en cosas que podrían estar más allá de tu control. El estrés también puede ser el resultado de problemas en el nervio vagal. Por ejemplo, cuando tu cuerpo está expuesto a situaciones dañinas, libera sustancias químicas destinadas a responder adecuadamente y evitar lesiones. Como se señaló anteriormente, el sistema nervioso simpático estimula la respuesta a través de la reacción de lucha o huida, y es en este momento cuando aumenta el ritmo cardíaco para suministrar sangre rápidamente a las partes del cuerpo y los músculos que están en movimiento. La respuesta también mejora la inhalación acelerada de oxígeno para ayudar en la oxigenación de la sangre.

En este caso, el estrés actúa como un mecanismo de protección que tu cuerpo pone en marcha para mantenerte alerta y fuera de peligro.

Hay diferentes percepciones del estrés entre las personas. En otras palabras, lo que le causa estrés a una persona puede ser de poca importancia para otra, y las personas tienen diferentes maneras y potencial para tratar con él. Esto significa que, si el estrés está destinado a evitar que corras peligro, entonces no debe ser tratado como algo malo. Además, nuestros cuerpos tienen un mecanismo único que está destinado a lidiar con dosis específicas de estrés. Sin embargo, las capacidades del cuerpo podrían debilitarse ya que puede verse abrumado por el estrés crónico que podría ser el resultado de una inflamación o daño del nervio vagal. Este tipo de estrés afecta casi todos los aspectos de tu vida, incluidas la salud física y las emociones. El estrés crónico también se caracteriza por una baja autoestima en la que te sientes inútil e incómodo en público.

Si sufres de estrés crónico, es probable que te sientas abrumado y fácilmente agitado por los demás. Como resultado, terminas evitando las interacciones con tus compañeros porque sientes que quieren controlarte.

Evitar a las personas y tener baja autoestima te hace sufrir en aislamiento, ya que es posible que no te des cuenta de la gravedad de la afección. Teniendo esto en cuenta, los síntomas emocionales del estrés crónico pueden acabar siendo una afección grave si no se detectan y tratan.

En consecuencia, tu juicio se ve afectado por la condición a medida que se vuelve propenso a la incapacidad para concentrarse y olvidar. También sigues siendo pesimista e incapaz de ver tu vida de manera positiva y muestra nerviosismo a través de comportamientos tales como moverte inquieto y morderte las uñas.

Primero, las personas con estrés crónico parecen evitar responsabilidades complejas. También experimentan cambios repentinos en tu apetito donde comen en exceso o no comen nada. En segundo lugar, la procrastinación también está asociada con el estrés crónico, y podrías correr el riesgo de caer en el abuso del alcohol y las drogas. Por lo tanto, debes pedir retroalimentación si crees que estás sufriendo estrés.

Ansiedad Y Ataques De Pánico

Cada vez que te encuentras con una situación estresante, el cuerpo activa el sistema nervioso simpático del nervio vago.

. . .

En la mayoría de los casos, el sistema se invierte una vez superada la situación. Sin embargo, la persistencia de la tensión significaría que el efecto sensible del nervio vago se prolongaría hasta que esté fuera de peligro.

El efecto generalmente se desencadena y finaliza por una respuesta fisiológica en tu cuerpo, pero una respuesta prolongada de lucha o huida podría causarle problemas a tu cuerpo.

La situación conduciría a la activación del intestino y del eje suprarrenal del cerebro. Como resultado, el cerebro aumenta la producción de hormonas que viajan a través del torrente sanguíneo para estimular la inducción de adrenalina y cortisol.

Las hormonas actúan como precursores inflamatorios e inmunosupresores, provocando la ansiedad que podría enfermarte y deprimirte, por lo que la ansiedad crónica aumenta la producción de glutamato en el cerebro, el cual, combinado con el cortisol, reduce el hipocampo encargado de la retención de la memoria. El empeoramiento de esta situación conduce al desarrollo de un trastorno de ansiedad caracterizado por ataques de pánico. El problema se caracteriza por la sensación de que se encuentra en un peligro inminente o de que tu vida corre peligro. Estos falsos signos pueden ser frecuentes, dependiendo de la gravedad de la condición. Con esta condición, sientes miedo de perder tus objetos de valor o como si estuvieras a punto de morir. En la mayoría de los casos, el efecto parece incontrolable ya que el pánico crea la ilusión de que se ha decidido en otro lugar.

En este momento, tu ritmo cardíaco aumenta debido a la tensión, lo que hace que lata contra tu pecho a medida que tu respiración se vuelve salvaje. La presión arterial aumenta a medida que el cuerpo lo toma como un ataque. Estos ataques de pánico pueden confundir a tu cuerpo, ya que dan falsas alarmas que hacen que tu cuerpo sude como si estuvieras en una situación grave, aunque estés acostado en tu sofá. La impotencia asociada con la ansiedad y los ataques de pánico te deja temblando de miedo al peligro inminente imaginado, y te darás cuenta de que tu cuerpo tiembla incontrolablemente debido a una situación percibida.

Fobias

Se sabe que la inflamación vagal causa sesgo de fobia como uno de los problemas somato psicológicos en el cuerpo humano. En su mayoría, el problema se caracteriza por una profunda sensación de pánico y una reacción de miedo irracional. Cuando estás en esta condición, te encuentras con diferentes fuentes de miedo, dependiendo de cómo percibas el entorno. En algunos casos, podrías estar experimentando fobia en situaciones, objetos o lugares específicos. Se sabe que esta forma de daño del nervio vagal complica la forma en que tu cerebro interpreta algunos aspectos del entorno, por lo que terminas sintiéndote inseguro en entornos oscuros o silenciosos, especialmente si has tenido una experiencia aterradora antes.

Los efectos de la fobia varían según la gravedad y el mecanismo del cuerpo para reparar los tejidos dañados. Estas condiciones determinan el impacto de la fobia en tu cuerpo, ya que solo puede ser una experiencia molesta o convertirse en una experiencia grave e incapacitante. Si experimentas fobia, es posible que no puedas hacer nada al respecto, ya que es causada por otras afecciones subyacentes, como la inflamación del nervio vagal. Por lo tanto, es propenso al estrés ya que siempre tienes miedo de un posible ataque, lo que te vuelve improductivo y antisocial, especialmente en el lugar de trabajo. La condición puede ser diferente de una persona a otra, por lo tanto, las diferente categorización según el desencadenante y los síntomas.

Un tipo común de la condición se conoce como agorafobia, que se caracteriza por el pánico de situaciones y lugares de los que no se puede escapar. En su mayoría, las personas que tienen agorafobia tienen miedo de estar en lugares abiertos, como fuera de sus casas o en lugares concurridos.

Las personas se sienten incómodas en las áreas sociales y les gusta pasar la mayor parte del tiempo en el interior. La razón principal por la que estas personas evitan los lugares públicos se debe a la ansiedad de experimentar la fobia en público, lo que podría avergonzarlos y dejarlos indefensos.

En algunos casos, las personas con agorafobia pueden vivir una emergencia sanitaria, lo que les obliga a permanecer en lugares donde podrían pedir una respuesta urgente.

La fobia social tiene características relativamente similares y también se conoce como trastorno de ansiedad social cuando se combina con síntomas de ansiedad. Como sugiere su nombre, las víctimas de este trastorno evitan los lugares sociales y prefieren permanecer aisladas por temor a la humillación y la discriminación en caso de que se vuelvan fóbicos. Este tipo de fobia es tan grave que puede ser causada por una simple interacción como contestar una llamada telefónica o hablar con un extraño. Hace que las víctimas hagan todo lo posible para evitar estas interacciones que les dificultan la vida, especialmente si están trabajando o asistiendo a la escuela. La fobia puede ser desencadenada por un objeto específico con categorías comunes que son el medio ambiente, la medicina, las situaciones o los animales.

Desorden Bipolar

El problema también es causado por la disfunción vagal y la inflamación y anteriormente se denominaba depresión maníaca. Es una condición mental que desencadena un sentimiento de mal humor y emociones cambiantes. Cuando las emociones son altas se denominan manía o hipomanía, y depresión cuando son bajas. Si estás deprimido, probablemente experimentarás desesperanza, tristeza y pérdida de placer e interés.

El sentimiento te hace odiar las actividades que antes te gustaban y pierdes el interés por conocer a las personas que amas. Sin embargo, la sensación a veces es de corta duración, ya que de repente puedes experimentar un estado de ánimo elevado que te hace sentir eufórico e irritable lleno de energía.

Los cambios drásticos en el estado de ánimo afectan significativamente la forma en que te comportas, juzgas o duermes. También te impide razonar con claridad y tomar la decisión correcta. Hay numerosos episodios de estos cambios de humor que ocurren varias veces al año. En algunos casos, puedes experimentar cambios en los eventos y síntomas emocionales, mientras que otros pueden no experimentarlos en absoluto. La condición es manejable a través del seguimiento de un plan de tratamiento que incluye asesoramiento y medicación. Cuando un nervio vago disfuncional causa la afección, solo se puede tratar curando el nervio. Varios tipos de este trastorno incluyen la depresión y la hipomanía. Estos síntomas podrían causar efectos drásticos en la vida y una angustia significativa si no se abordan.

El trastorno bipolar se experimenta cuando la condición desencadena una ruptura con la realidad y te hace temer a tu imaginación. Se caracteriza por un solo episodio maníaco y ocurre antes o después del incidente. Bipolar II se caracteriza por un episodio depresivo mayor que dura semanas, seguido de un episodio hipomaníaco que dura aproximadamente una semana.

La condición es más común en las mujeres, pero también la experimentan los hombres. En la ciclotimia, se experimentan episodios de depresión e hipomanía, que son relativamente más breves que los causados por los dos últimos tipos. Además, la condición se caracteriza por un mes o dos de estabilidad cuando el problema reaparece y se extiende por algunas semanas. Los episodios de manía e hipomanía son distintos en sus síntomas, pero el episodio de manía es más grave y se sabe que causa problemas en lugares públicos como lugares de trabajo o escuelas.

Sé que estos capítulos pueden parecen un poco aburridos para el tema principal que tenemos en este libro, pero créeme, entre más te entiendas a ti mismo y sepas por lo que estás pasando más fácil será convertirte en ese hombre o chico malo que a las mujeres les encanta, recuerda que primero debes estar bien contigo mismo y estar seguro de que eres o lo que quieres ser para poder estar con alguien.

5

¿Cómo Dejar De Pensar Demasiado Con Un Diálogo Interno Positivo?

LA CHARLA con uno mismo es la discusión interna que tienes contigo. Todo el mundo habla de sí mismo. Sin embargo, el impacto del diálogo interno solo es evidente cuando lo estás usando de manera positiva. El poder del diálogo interno puede conducir a un aumento general de tu autoestima y confianza. Además, si convences a tu yo interior de que estás más allá de ciertas emociones, también te resultará fácil superar las emociones que parecen agobiarte. Si puedes dominar el arte del diálogo interno positivo, tendrás más confianza en ti mismo y esto puede transformar tu vida de maneras asombrosas.

No puedes estar seguro de que siempre te hablarás a ti mismo positivamente. Por lo tanto, es importante entender que el diálogo interno puede ir en ambas direcciones. A veces, te encontrarás reflexionando sobre cosas negativas.

. . .

En otros casos, pensarás en las cosas buenas que has logrado. Teniendo esto en cuenta, es imperativo que practiques un diálogo interno positivo. Esto puede entenderse como obligarte a pensar positivamente incluso cuando estás pasando por desafíos.

Si tu diálogo interno siempre se inclina a pensar negativamente, no significa que no haya nada que pueda hacer al respecto. Con la práctica regular, puedes cambiar tu pensamiento negativo por un pensamiento positivo. Con el tiempo, esto te transformará en una persona más optimista y llena de vida.

Importancia Del Diálogo Interno Positivo

Las investigaciones muestran que el diálogo interno positivo puede tener un impacto positivo en tu bienestar general. Los siguientes son otros beneficios que puedes obtener al practicar regularmente un diálogo interno positivo.

Aumenta Tu Confianza

¿A menudo te sientes tímido cuando hablas con otras personas? Tal vez no creas completamente en tus habilidades y capacidades.

. . .

Bueno, el diálogo interno positivo puede transformar las percepciones que tienes sobre ti mismo y tus habilidades. El diálogo interno negativo puede impedir que logres cosas en la vida. Incluso puede evitar que lo intentes en primer lugar.

Desafortunadamente, esto puede llevarte a pensar demasiado en las cosas que sientes que deberías hacer.

Entonces, en lugar de actuar, terminas perdiendo el tiempo pensando en ellos.

El diálogo interno positivo te permite dejar de lado cualquier duda que puedas tener sobre el logro de una meta en particular. Por lo tanto, estará motivado para actuar sin preocuparse de si tendrá éxito o no. Eres simplemente optimista acerca de la vida. No hay nada que pueda impedir que des lo mejor de ti a la hora de realizar cualquier actividad.

Te Salva De La Depresión

Pensar demasiado puede hacerte más susceptible a la depresión porque acumulas la percepción de que eres incapaz de desempeñarte bien. Francamente, esto afecta tu bienestar emocional y físico.

Algunos de los efectos que experimentarás cuando estés deprimido incluyen falta de sueño, letargo, pérdida de apetito, nerviosismo, etc. El diálogo interno positivo tiene la capacidad de cambiar todo esto. Te llenará de optimismo que necesitas para ver más allá de tus desafíos. Como resultado, en lugar de creer que no puedes hacerlo, comenzarás a convencerte a ti mismo de que puedes hacerlo. El diálogo interno positivo puede transformar cómo te sientes, es solo cuestión de cambiar la forma en que percibes el mundo que te rodea.

Elimina El Estrés

Hay muchos factores estresantes que tenemos que superar cada día. La verdad es que todos pasamos por estrés. La única diferencia es cómo lidiamos con el estrés. Algunas personas permiten que el estrés las abrume. A menudo, encontrarás personas así con una perspectiva negativa de la vida. Tendrán todo tipo de comentarios negativos sobre la vida. "La vida es dura", "No puedo soportarlo más", "Siempre estoy cansado", "Las cosas nunca son más fáciles", etc. Hemos escuchado este tipo de comentarios de nuestros amigos que han renunciado a la vida. La realidad es que el estrés puede sacar lo mejor de ti si te rindes. Practicar un diálogo interno positivo puede ayudarlo a darse cuenta de que el estrés va y viene. Es algo común que todo el mundo experimenta.

Protege Tu Corazón

Todos sabemos que el estrés no es bueno para nuestra salud. El estrés conduce a muchas enfermedades, incluidas las enfermedades cardiovasculares, como los accidentes cerebrovasculares. Por lo tanto, al practicar el diálogo interno positivo, estarás protegiendo tu corazón.

Mejora Tu Rendimiento

El diálogo interno positivo también puede ayudar a mejorar tu desempeño en cualquier cosa que hagas. Hay momentos en los que te sientes cansado y abatido. Por ejemplo, cuando te levantas por la mañana con la sensación de haber corrido varios kilómetros, esto puede ser agotador. Afecta la forma en que te ocupas de tus actividades diarias. Con un diálogo interno positivo, puedes aprovechar tus reservas de energía y potenciar tu rendimiento. Es sorprendente cómo puedes cambiar rápidamente la forma en que te sientes pensando positivamente.

Consejos para practicar el diálogo interno positivo

Tener Un Propósito

Hay una buena razón por la que escucharás a la mayoría de las personas argumentar que es importante vivir una vida con propósito. Innegablemente, cuando crees firmemente que estás aquí en esta tierra por una buena razón, te esforzarás por ser la mejor versión de ti mismo. Estarás constantemente motivado para tratar de lograr tus metas en la vida.

La mejor parte es que te sentirás bien con tus logros. Esto se debe a que son una indicación de que vas en la dirección correcta hacia tus objetivos. Por lo tanto, cuando practiques el diálogo interno, busca siempre un propósito superior que anhelas lograr. Esto lo mantendrá en movimiento sin preocuparse demasiado por la cantidad de veces que tropieza.

Deshazte De Las Personas Tóxicas

Es común tener un mal día. No podemos negar el hecho de que hay momentos en que la vida parece difícil. Por lo general, esto sucede cuando nuestras emociones nos abruman. A pesar de este hecho, hay personas que tienen estos malos días todos los días. Parece que nunca dejan de hablar de sus peores experiencias. Desafortunadamente, esto puede tener un efecto negativo en tu vida, especialmente cuando interactúas con otras personas. Imagina un escenario en el que siempre se les dice lo difícil que es la vida. Tu amigo no deja de mencionarte que la vida ha cambiado y que te es imposible realizar tus sueños. Con el tiempo, esta es la mentalidad que también desarrollarás.

No hay nada bueno que verás en tu vida ya que no puedes pensar positivamente. Lo interesante es que en realidad podrías estar haciendo cambios positivos, pero es poco probable que te des cuenta.

Nunca Te Compares Con Los Demás

Es fácil compararte con otras personas, más aún cuando sientes que te falta algo. Lamentablemente, tales comparaciones solo te empujan a menospreciarte a ti mismo. El juego de comparación te impedirá ver las valiosas cualidades que tienes. Desarrollarás una actitud negativa hacia tus habilidades al asumir que otras personas son mejores que tú.

Al expresar cómo estás agradecido por lo que tienes, puedes identificar las numerosas cosas que te hacen diferente de otras personas. Esta es una gran manera de desarrollar tu personalidad y ayudarte a creer en ti mismo.

. . .

Hablar Positivamente Con Otras Personas

Hablar positivamente con otras personas tendrá un impacto en tu diálogo interno. Si hablas constantemente de cosas negativas con quienes te rodean, entonces existe la posibilidad de que también te involucres en una charla contigo mismo negativa.

Probablemente haya muchas veces en las que hayas escuchado a la gente decir que eres lo que piensas y cómo lo piensas. Por lo tanto, si continúas enfocándote en lo negativo, espere que la negatividad fluya a través de tu mente. Detén esto haciendo todo lo posible para rodearte de positividad, comenzando con la forma en que habla con otras personas.

Cree En Tu Éxito

La mejor manera de impulsarte para tener éxito en sus esfuerzos es creer que puedes hacerlo. Si no crees que puedes hacerlo, entonces esto te impide intentar cualquier cosa. Esto debe aplicarse a todo lo que haces. Por ejemplo, si estás trabajando para perder peso, debes convencerte de que puedes hacerlo. Este es el primer paso que te dará la energía que necesitas para superar los desafíos en tu camino hacia el éxito.

Superar El Miedo Al Fracaso

Tener éxito en la vida también exige que superes el miedo al fracaso. Siempre debes tener en cuenta que tus fracasos son lecciones de aprendizaje. De hecho, la mayoría de las personas que han tenido éxito en la vida han fracasado en algún momento. Cuando superes el miedo al fracaso, estarás más que dispuesto a intentar cualquier cosa sin dudarlo. Esto abre las puertas a muchas oportunidades. La buena noticia es que habrás aprendido mucho de la experiencia de fracasar.

Usa Afirmaciones Positivas

También puedes dar un impulso positivo a tu diálogo interno mediante el uso de afirmaciones positivas. La mejor manera de usar estas afirmaciones es escribiéndolas.

Anótalos en algún lugar donde puedas verlos fácilmente. Por ejemplo, puedes pegarlos en tu refrigerador o en tu tablero de visión, si tienes uno. La importancia de ubicarlos en un lugar conveniente es garantizar que te motives todos los días. Idealmente, esta es una estrategia efectiva para entrenar tu mente para pensar siempre positivamente.

Ejemplos de afirmaciones positivas que puede anotar incluyen:

- Estoy bendecido.
- Soy una persona exitosa.
- Acepto lo que la vida me ofrece.
- Hoy estoy feliz.
- Me permito llenarme de alegría.

Evita Vivir En El Pasado

Cuando piensas demasiado en el pasado, es probable que te resulte difícil concentrarte en el presente. Esto tendrá un impacto en tu diálogo interno. Si sigues lamentando los errores que has cometido, es muy probable que pienses negativamente. Tus emociones te impedirán pensar con claridad. Como tal, esto puede tener un impacto en las decisiones que toma.

Es imperativo que encuentres un equilibrio entre pensar en el futuro y el presente. Cuando pienses en tu futuro, concéntrate en lo positivo. Si hay algo que deseas, piensa en esa dirección y convéncete de que ya lo tienes.

6

¿Cómo Te Ven Los Demás?

En este capítulo, analizaremos cómo la percepción que la gente tiene de ti afecta tu capacidad para comunicarte. También discutiremos las acciones que puedes tomar para mejorar la forma en que los demás te perciben para que respondan positivamente a tu comunicación asertiva.

La percepción que la gente tiene de ti tiene un efecto profundo en cómo te tratarán. Si la gente te ve como una persona débil, te tratarán mal. No te darán el respeto que crees que mereces o que deseas. De hecho, algunas personas pueden incluso aprovecharse de ti simplemente porque piensan que pueden salirse con la suya.

Por el contrario, si la gente te ve como una persona fuerte, la mayoría de las veces, te tratarán como alguien digno de respeto y te mostrarán ese respeto.

. . .

No intentarán aprovecharse de ti. A veces, incluso harán todo lo posible para complacerte y asegurarse de que están en tu lado bueno.

Entonces, ¿cómo sabe alguien que te percibe como una persona fuerte o débil? ¿Cómo puede alguien saber si eres digno de respeto o no? La respuesta es simple. Lo determinan a través de tu lenguaje corporal.

El lenguaje corporal es una forma de comunicación no verbal que utiliza la postura, los gestos, el movimiento de los ojos y otras expresiones faciales. Son señales que enviamos inconscientemente para que las personas sean capaces de leer. La palabra clave aquí es que la comunicación no es verbal. El lenguaje corporal no requiere que digas nada; la comunicación se hace enteramente por su apariencia física y / o comportamiento.

Por ejemplo, cuando alguien está enojado, puedes darte cuenta fácilmente. Cuando alguien está triste, lo sabes. Estas personas no tienen que salir y decir que están enojadas o tristes; se puede ver en su expresión y comportamiento. Lo mismo puede decirse de tu autoestima. A través del lenguaje corporal, las personas pueden emitir juicios rápidos e instantáneos sobre quién eres y tu nivel de respeto por ti mismo.

. . .

Es asombroso cuánta influencia tiene el lenguaje corporal en el juicio de las personas. Si te acercas y hablas con alguien usando una forma de lenguaje corporal, te juzgarán de cierta manera. Si te acercas a la misma persona, pero tu lenguaje corporal es diferente, la percepción que forman será completamente diferente. Es el mismo individuo, pero la percepción cambia. Hasta cierto punto, no importa cuántos años tenga, qué aspecto tenga o cuánto tenga en su cuenta bancaria.

Tu lenguaje corporal determina cómo te verán las personas y, en consecuencia, cómo te tratarán.

Por ejemplo, si te acercas a alguien encorvado o doblado de los hombros, salvo una razón física, dejarás la impresión de que, literalmente, sientes el peso del mundo sobre ti. Esto hará que la otra parte se sienta incómoda y no quiera hablar contigo o se aproveche de ti. Si miras hacia abajo, dará la impresión de que eres deshonesto, lo que hará que te traten como si tuvieras algo que ocultar. Si actúas inseguro y tímido, la gente te rechazará y pensará que no tienes el mérito de que te tomen en serio.

A menudo, esto se hace inconscientemente, y quienes te responden no se dan cuenta que están respondiendo de manera diferente. La persona con la que estás interactuando simplemente reaccionará en función de lo que proyecta tu lenguaje corporal.

Nuevamente, si proyecta debilidad, su respuesta estará de acuerdo con eso. Si proyecta confianza, su resultado será completamente diferente.

La conclusión es la siguiente: la gente te trata con base. sobre cómo te perciben, y su percepción se forma a través del lenguaje corporal. Por lo tanto, para comunicarse de manera asertiva, es necesario presentar un lenguaje corporal que proyecte fuerza y estima, tanto con su voz como con su comportamiento físico. Al hacerlo, le dice a la gente: "Esto es lo que soy. Soy digno de su respeto. Tengo opiniones valiosas".

Desarrollar El Lenguaje Corporal

A continuación, trabajaremos para ayudarte a desarrollar un lenguaje corporal asertivo. Los derechos a la asertividad y al diálogo interno del capítulo anterior te ayudaron a ser más asertivo internamente. Los siguientes ejercicios funcionarán de la misma manera, pero para ayudarte a ser más asertivo externamente. Cuando te presentas como físicamente seguro, atraes la atención de los demás. Esto hace que sea más fácil lograr tu objetivo porque tu presencia dice: "Tengo algo importante que decir. Preste atención, por favor".

. . .

Recorrer El Camino

Como se mencionó, el lenguaje corporal incluye tanto tu comportamiento físico como tu voz. En esta sección funcionará en tu comportamiento físico. Discutiremos cómo pararte, gesticular, mirar y sonreír cuando nos comunicamos. Comenzamos la discusión con tus ojos.

Ojos

A los ojos a menudo se les llama las "ventanas del alma", y con razón. Cuando alguien te mira a los ojos, a menudo puede detectar incluso las emociones más sutiles. ¿Devuelves el contacto visual de los demás o apartas la mirada con frecuencia? Si no puedes mantener el contacto visual, es probable que tu interlocutor sienta que no estás interesado en lo que está diciendo. Peor aún, la persona puede desconfiar de ti porque da la impresión de que tienes algo que esconder.

Dado que la asertividad ayuda a establecer la confianza y el respeto mutuo, es fundamental mantener un contacto visual adecuado. Les dice a otras personas que tienes un fuerte sentido de ti mismo y que eres digno de respeto. El contacto visual fuerte no implica que los mires intensamente o durante largos períodos de tiempo. Se trata de establecer una conexión a través de tus ojos que les diga respetuosamente que tú quieres decir lo que estás diciendo y que comprendes lo que están diciendo.

• • •

Para desarrollar tu capacidad de mantener el contacto visual, practica frente al espejo. Cuando te mires en el espejo, busca tus pupilas y observa el color de tus ojos. Esta será una buena manera en el futuro de ayudarlo a mirar a los demás. Recuerda que quieres saber el color de sus ojos, si estás lo suficientemente cerca para verlo, no exageres demasiado al abrir bien los ojos, lo que indica que estás sorprendido o que crees que la otra persona no está diciendo la verdad.

En el extremo opuesto, tampoco entrecierres demasiado los ojos. En cambio, relaja los ojos y mantén un comportamiento natural. Esto te ayudará a mantener una mirada más suave que entrecerrar o agrandar los ojos, lo que transmite que eres sospechoso o agresivo.

Ahora, practica presentándote mientras mantienes el contacto visual. Pon tu mano en el espejo como si estuvieras a punto de dar un apretón de manos y di: "Hola, mi nombre es _____ ¿Cómo estás?" Mantén el contacto visual durante un par de segundos mientras responden.

Este ejercicio te ayudará a sentirte más cómodo al hacer contacto visual con los demás. Al principio esto puede sentirse incómodo, pero cuanto más practiques, más cómodo te sentirás. Cuanto más cómodo te sientas frente al espejo, más cómodo te sentirás al actuar frente a una persona real.

Sonrisa

Tu sonrisa puede ser o no tu característica favorita, pero puede convertirse en la cosa favorita de otra persona de ti si es genuina. Recuerda que la comunicación asertiva es respetuosa. Una sonrisa honesta y genuina que no parece forzada transmite que respetas a la otra persona y, a cambio, ayuda a que la otra persona te respete. Este no es el momento de dar una gran sonrisa con dientes o una sonrisa tensa. Tu honestidad se mostrará y tal vez incluso hará que los demás se sientan cómodos. Cuando te afirmas con confianza, tu sonrisa lo refleja. Di: "Me alegro mucho de conocerte", y dilo en serio mientras lo miras a los ojos. Entonces sonríe.

Espalda

Los hombros que están hacia atrás y relajados abren tu pecho y proyectan la imagen de que estás seguro y abierto a los demás. Es fácil mejorar sus hombros con un simple encogimiento de hombros y rodar. Para hacer esto, levante ambos hombros lo más alto que pueda con los brazos a los lados. Enróllalas hacia atrás y déjalas caer naturalmente mientras te relajas. Tomar una respiración profunda.

Observa que tu pecho está más abierto y tu cuello y hombros menos tensos.

También acabas de abrir físicamente tu comportamiento, diciéndoles a los demás que es receptivo a la conversación y que te sientes cómodo contigo mismo. Relajar los hombros y pararte erguido hará más que cambiar tu apariencia; literalmente, respirarás mejor.

Postura

La forma en que te paras o te sientas puede dar una impresión general de confianza física. Estar erguido con la cabeza en alto proyecta una imagen de asertividad. Lo mismo ocurre con sentarte. Sentarte erguido y derecho en una silla con los pies en el suelo le da un porte más fuerte y te permite concentrarte en la conversación. Párate o siéntate con los pies ligeramente separados y mirando hacia adelante. Esto te ayudará a sentirte como si estuvieras literalmente en tierra firme mientras expresas tus necesidades y deseos.

Manos

. . .

Un buen ejercicio es fingir que tienes una corona en la cabeza. Coloca una corona invisible encima. Allí. ¿Notas que estás parado un poco más erguido o sentado un poco más alto? No podrías sostener la corona si estuvieras mirando hacia abajo con una mala postura.

Practica caminar mientras mantienes tu corona imaginaria en la parte superior. Sin duda, podrías practicar con un trozo de papel o, para un efecto aún mayor, con una corona de papel.

Las manos pueden ser herramientas maravillosas para expresarse. Las personas que son comunicadoras asertivas pueden hacer gestos de forma cómoda y ocasional. Los comunicadores pasivos pueden meterse las manos en los bolsillos o taparse la boca con ellos, incluso mientras hablan.

Los comunicadores agresivos pueden señalar a otros o hacer gestos grandiosamente. Es mejor relajar las manos a los lados. A veces, es posible que debas señalar un hecho en un papel o pizarra, pero nunca debes señalar directamente a alguien para comunicarte de manera asertiva.

. . .

Si tienes problemas para saber qué hacer con las manos cuando te reafirmas, sostén una hoja de papel o un bolígrafo. Este simple accesorio puede brindarte un elemento sólido para calmarte mientras te permite concentrarte en tu comportamiento físico y tus palabras. La única regla es sostener en silencio cualquier accesorio que tengas en tus manos. No querrás distraer a la persona con la que estás hablando.

Estas son las cosas importantes a considerar en lo que respecta al lenguaje corporal. Los ejercicios mencionados anteriormente se pueden realizar de forma rápida y privada en casi cualquier lugar.

Considera estos pasos como un recordatorio físico para ser más asertivo de la cabeza a los pies. Practicalos antes de salir por la puerta por la mañana. Tómate un descanso antes de la gran reunión en el trabajo y reinicia tu cuerpo físicamente. Cuando salgas con confianza, estarás listo cuando surjan oportunidades para la asertividad.

Ahora, pasemos a tu voz.

Predicar Con El Ejemplo

. . .

Para empezar, considera lo que los demás escuchan cuando hablas. No solo las palabras que dices, sino cómo las dices.

Si tu voz es difícil de escuchar, esto obliga a los demás a trabajar más duro para comprenderte, lo cual no es un uso respetuoso de tu tiempo. Nadie quiere que grites, pero debes poder hablar en un tono normal, incluso si el sujeto no te resulta cómodo.

Si apresuras las palabras o murmuras, esto expresa aún más tu nerviosismo. Si respiras profundamente y disminuyes la velocidad mientras pronuncias, tendrá un efecto calmante en tu mente y en tu patrón de habla. La comunicación asertiva irradia autocontrol y expresa las palabras de una manera relajada y respetuosa.

Ahora considera tu diálogo. Si se trata de palabras completas como "uhhh" o "ya sabes", parecerá que no está hablando con confianza o con mucho conocimiento del tema. La comunicación asertiva no usa palabras de relleno; utiliza un lenguaje directo pero simple, como "siento" o "quiero". El uso de oraciones más cortas comunica tus deseos de manera más sucinta sin ceder a la sensación de que debes explicar cada una de tus posturas.

. . .

También es importante considerar tu tono. La comunicación pasiva puede ser quejica y transmite incertidumbre o necesidad. La comunicación agresiva puede ser brusca o tajante, y transmite molestia o enojo. La comunicación asertiva es neutral. No está preguntando por permiso, ni está mandando con tu tono. Si estás tratando de transmitir tu punto de vista, nuevamente, piensa en cómo preferirías que alguien te diga lo que quieres. Es probable que prefieras un intercambio respetuoso como este: "Aprecio que estés trabajando en otro proyecto en este momento. Me vendría bien tu ayuda en esta pregunta. ¿Podríamos programar 30 minutos esta tarde para discutirlo?"

Recuerda que aquí te di un ejemplo del trabajo para que me entiendas más rápido, pero hablando de mujeres solo cambia un poco la situación, aunque quieras lograr ser un chico malo, eso no quiere decir que el respeto se tiene que perder.

Ahora echemos un vistazo al lenguaje: las palabras específicas que te ayudarán a articular qué es exactamente lo que deseas. Hay cuatro técnicas diferentes para emplear la asertividad verbal. Estas declaraciones, sugeridas por la Universidad de Texas, pueden brindarte estrategias específicas para usar tus palabras para tomar una postura.

. . .

Afirmación Básica

Las afirmaciones básicas son declaraciones claras y directas de sus deseos, necesidades o creencias. Dices frases como "Quiero salir a cenar esta noche" o "Necesito atender este asunto, ¿puedo devolverte la llamada?". Es la forma más directa de afirmarse.

Un buen lugar para utilizar una afirmación básica podría ser en respuesta a la pregunta de una pareja: "¿Qué hay para cenar esta noche?" Podrías responder con "Me gustaría ir a probar ese nuevo restaurante chino". El teléfono es otro lugar para usar esto también. Si alguien te llama en medio de una comida, tienes todo el derecho a ignorar la llamada. Sin embargo, si eliges responder, puedes simplemente decir: "Me alegra saber de ti, pero estoy cenando ahora mismo. ¿Puedo llamarte en media hora?"

Esto es respetuoso, pero en términos básicos, explica que primero estás satisfaciendo tus propias necesidades.

Empatía

La empatía comienza expresando comprensión por la otra persona. Primero, reconoces los sentimientos o la situación de la otra persona. Luego, haces una declaración que afirma tus derechos, por ejemplo, "Me doy cuenta de que está ocupado, pero quiero que tengamos éxito en este proyecto.

Necesito reunirme con usted hoy". La primera declaración da total credibilidad a la difícil situación de la otra persona.

La segunda afirmación explica por qué necesita su atención.

La tercera declaración proporciona detalles sobre lo que espera que suceda.

Puedes usar esta técnica para iniciar una conversación de la que te des cuenta que puede ser conflictiva. O tú puedes utilizarlo si no te sientes cómodo comenzando con una afirmación básica.

Escalar

Escalar significa que te vuelves cada vez más firme sin perder la calma y el control. Quizás la otra persona no respondió a tu afirmación y continúa ignorando tus necesidades. En este punto, escalas la conversación. Expresas que tienes opciones y explicas que, si no satisfacen tus necesidades, las utilizarás.

Querrás utilizar este tipo de afirmación con cuidado. Úsalo cuando sientas que haz agotado todos los demás métodos.

Como mínimo, debería emplearse cuando fallan la aserción básica y la empatía. También, cuando escales, recuerda escalar solo la conversación, no tu tono o estado de ánimo.

Quieres evitar enojarte o volverte agresivo.

Soy Yo O Yo

Este puede ser el método asertivo más efectivo para lidiar con situaciones negativas. Primero, identifica lo que ha hecho la otra persona y luego explica cuál es el problema. Por último, indica qué es lo que quieres o necesitas que suceda para resolver la situación. Por ejemplo, "Alma, cuando me llamas gordo, me hace sentir que no me quieres. Si vas a tener una relación conmigo, quiero que uses palabras respetuosas". Las tres partes de este método te permiten concentrarte en tus necesidades y los resultados que deseas, en lugar de en los sentimientos negativos.

También puedes utilizar las declaraciones "yo" y "mí" para evitar acusaciones o etiquetas. Si alguien se comporta de manera grosera, en lugar de decirle "Eres grosero", puedes decir "Siento que estás siendo grosero". O si deseas abordar la falta de atención de una persona, en lugar de decir "No escuchas", puedes responder con "Para mí, parece que no escuchas". Al decir "lo siento" o "a mí" no estás acusando a la persona, simplemente estás diciendo que eso es lo que te parece. Esto abre mejor la conversación sin que la otra persona se sienta atacada.

El uso de declaraciones simples de "yo" o "yo" puede ayudarte a mantener el control de tu lado de la conversación, y puedes emplearlo casi en cualquier momento en que sientas que la otra persona no comprende su significado.

Estos son los métodos de comunicación verbal buena y eficaz. Deben funcionar en casi cualquier situación en la que se encuentres, desde entornos comerciales hasta tu vida personal. La clave es mantener la calma y el control de sus emociones y presencia física mientras se concentra en ser claro y conciso con sus palabras.

. . .

Práctica

Antes de lanzarte a las técnicas de voz y comportamiento físico anteriores en tu vida diaria, es importante practicarlas primero. La práctica puede tener un efecto dramático en tu desempeño asertivo. Puede marcar la diferencia entre lo bueno y lo grandioso.

Una forma fácil de practicar la asertividad es contigo mismo. Puedes usar el espejo para practicar otros aspectos de tu lenguaje corporal. Puedes practicar tu sonrisa, postura y gestos. También puedes practicar la palabra y el tono de tu conversación. Para ir un paso más allá, incluso puedes ensayar posibles escenarios, fingiendo que tu reflejo en el espejo es la persona con la que quieres comunicarte. Esto te ayudará a adoptar el nuevo comportamiento asertivo más rápidamente.

Otra forma de practicar es pedirles a tus amigos o familiares que representen situaciones específicas en las que quieras ser asertivo. Por ejemplo, si deseas aprender a ser más asertivo con tu jefe, pídele a tu amigo que finja ser tu jefe mientras usas el lenguaje asertivo para explicar por qué no será posible trabajar horas extras este fin de semana. Luego, invierte los roles. Imagínate siendo asertivo desde el punto de vista del jefe. ¿Qué conocimiento obtienes al estar en su lugar y cómo puedes cambiar tu enfoque para ser firme y claro, pero respetuoso en su resolución?

Después del ejercicio, pregúntale a tu amigo cómo te desempeñaste. Obtendrás información valiosa desde una perspectiva en tercera persona. Mientras escuchas los comentarios de tu amigo, házlo de manera asertiva. Esto significa mirarlos a los ojos y reconocer sus comentarios.

Haz preguntas aclaratorias. Toma notas si lo deseas, pero no mantengas tus ojos en el papel, mantén el contacto visual.

¡Finalmente, actúa! No pospongas las cosas sobre esta nueva habilidad importante que estás desarrollando. Es como un músculo: cuanto más lo uses, más fuerte y mejor definido será. Conoce mejor tus verdaderas necesidades y deseos y luego actúa de manera asertiva para asegurarte de que todos los demás también las conozcan. Levanta la mano en clase, pide ayuda en el trabajo, mira a tus amigos a los ojos y diles cuánto aprecias su apoyo.

Todo lo que haz aprendido hasta este punto son los fundamentos de una buena comunicación asertiva. Para resumir, comienza con respeto. No querrás parecer demasiado agresivo o demasiado pasivo. A continuación, desarrolla una autopercepción saludable. Si te falta autoestima, harás un tremendo esfuerzo vendiendo tu asertividad.

Además, mantén un lenguaje corporal y un tono de voz seguros. Las personas te responden positivamente si te perciben de manera positiva. Una percepción positiva se comunica a través de un lenguaje corporal positivo. Estas son las claves de una comunicación asertiva y eficaz.

Como cualquier forma de comunicación, la asertividad depende mucho del contexto. Es decir, la forma en que abordas una interacción variará dependiendo de dónde te encuentres en el trabajo, en casa o en un restaurante, y con quién estés hablando con un jefe, un compañero de trabajo o un niño. No deseas interactuar con tu jefe de la misma manera que lo haría con un niño, y no deseas interactuar con un niño de la misma manera que lo harías con un mesero en un restaurante. Los diferentes contextos requieren un enfoque diferente.

Dadas las intrincadas y amplias variaciones en el contexto, en los capítulos siguientes ya nos concentraremos más en los consejos que te doy para convertirte en el chico malo que quieres junto con algunos ejemplos.

Presentaremos ejemplos e instrucciones detalladas sobre la mejor manera de actuar y reaccionar en estas situaciones.

· · ·

Esto te dará una mejor comprensión sobre la asertividad. Verás mejor cómo funciona la asertividad y dónde se encuentran los puntos en común y las diferencias. Es posible que no todos los escenarios se apliquen a ti; no obstante, revísalos. Juntos vamos a cumplir ese objetivo que quieres, el de lograr ser el hombre malo que a todas las mujeres les encanta.

7

No Se Puede Hacer Feliz A Todos

Te vi felicitar a esa linda chica – o a ese hombre guapo si eres mujer – y sabes muy bien de quien estoy hablando.

Pensaste que a ella/él le gustaría ese cumplido y, por lo tanto, le agradaría y estaría desesperada/o por tu atención.

¿En qué universo al revés crees que es útil buscar la aprobación y la adulación?

La mayoría de la gente ve a través de él. Simplemente acaricia su ego. No porque dijiste que era hermosa, sino porque te preocupas tanto por lo que piensa de ti que trataste de llamar su atención con una aprobación poco convincente en busca de un cumplido.

. . .

Entonces, ¿cómo debes hacerla feliz? O a él si eres mujer. Pero por lo que he observado generalmente son los hombres los que piden la aprobación de las mujeres y rara vez al revés. Aunque por supuesto que sucede.

Deja de preocuparte por cómo se sientes a tu alrededor. Si ella no disfruta de tu compañía, entonces ella puede irse y dejar de perder su tiempo.

Tienes una cantidad limitada de tiempo en esta Tierra y el universo no se preocupa por ti en absoluto. Sin embargo, tú puedes preocuparte por cómo gastas tu ridículamente corta cantidad de tiempo vivo en esta roca flotante.

Puedes hacer un esfuerzo para encontrar personas que aprecien lo que realmente piensas y sientes en lugar de intentar impresionar a las personas que ni siquiera respetas en absoluto.

Lo que es mejor, ser amado por algunas personas que realmente logren entenderte, o, ¿ser tolerado por mucha gente a pesar de que realmente no te conocen en absoluto?

La respuesta es obvia.

Sin embargo, poniendo esto en práctica cuando estás acostumbrado a preocuparte por lo que la gente piensa que tomará tiempo y fuerza de voluntad para construir algunos hábitos nuevos.

Es Imposible Complacer A Todos.

No importa lo que digas o hagas, alguien te juzgará. Podrías ser objetivamente el hombre más guapo, creativo, exitoso y ambicioso de la Tierra y millones de mujeres todavía te juzgarán poco atractivo y ambicioso. Prefieren tener una cita segura, aburrida, poco ambiciosa, con gente menos atractiva o interesante que tú.

¡Lo mismo ocurre con las mujeres muy atractivas! No importa lo guapas que son, no pueden atraer a todos los hombres. Puede pensar que es un hombre muy valioso, pero habrá mujeres que no estén de acuerdo con esa opinión.

Puedes pensar que eres un gran músico, pero no todos apreciarán tu talento, lo tengas o no.

Cuando alguien no está de acuerdo contigo, incluso con tu propia opinión, no necesitas luchar para convencerlo.

A veces es necesario admitir que no se está de acuerdo con alguien. Defender tu posición. Sé lo más cortés que puedas y explica elocuentemente por qué la otra persona está equivocada si quiere. Sin embargo, no necesitas dejar que esa diferencia de opinión arruine tu día.

Sin embargo, agregaré una advertencia a esto, porque hay algunos narcisistas que tienen una imagen bastante inflada sobre lo increíbles que son en realidad. Son los egos que se han disparado a tales proporciones que alguien debería ir a reventar su frágil realidad.

Mucha gente, especialmente mujeres, usan maquillaje y aplicaciones de edición de fotos para enmascarar sus imperfecciones y buscar la validación de las redes sociales. Se crean páginas de fans en redes sociales, a pesar de que no han hecho nada digno de mención, además de tener un comportamiento ridículo similar. Necesitan un control de la realidad. Deben escuchar seriamente las críticas de otros que señalan las proporciones de su ego.

Y podría haber otras áreas de tu vida que realmente merecen críticas. Cuando alguien te critica, se necesita valor para usarlo como una oportunidad de auto-introspección y admitir que tú podrías tener un problema que debe solucionarse.

No descartes automáticamente todo lo que dice la gente, ten las agallas para pensar en ello. Y si sus ataques no tienen validez, entonces sigue adelante con tu vida.

Deberías ser honesto contigo mismo y con otros.

Forma Tus Propias Opiniones

Me importaba demasiado lo que la gente pensara de mí. Recuerdo cuando era niño y alguien hablaba de lo mucho que les gustaba una película o una canción y, a veces, simplemente estaba de acuerdo sin pensar con cualquier opinión que tuvieran como si fuera la mía.

No tengo idea de cómo sucedió eso. Era como si hubiera nacido sin ninguna opinión y para sobrevivir mi programación natural era copiar las opiniones de los que me rodeaban para tener una sensación de aceptación.

Ahora que me he vuelto mucho más consciente de cómo funciona esto, lo veo en la gente todo el tiempo. Tantas personas parecen ser copias unas de otras.

. . .

Eso parece ser lo que le pasa a la mayoría de la gente.

Hasta que maduren y tengan el coraje y el apoyo para formarse sus propias opiniones sobre las cosas.

He conocido a algunos tipos que nunca tienen nada que decir en las conversaciones. Su problema no es la timidez o la falta de habilidades sociales o de sentido del humor. Simplemente no tienen ninguna opinión. No les importa nada excepto la aprobación de los demás.

Simplemente están copiando la información que les da la sociedad y repitiéndola como un loro.

Siempre les doy a estos muchachos la tarea de formular opiniones. Vea películas famosas, lea libros, vaya a nuevos lugares y eventos.

Al tener constantemente nuevas experiencias y reflexionar sobre ellas con la intención de formar opiniones, te conviertes en una persona más equilibrada.

. . .

¡Tienes más de qué hablar y la gente realmente puede respetarte y comenzará a buscar tu aprobación!

Tus conversaciones con todas las personas han mejorado drásticamente simplemente porque tienen más opiniones y confían en tus opiniones.

Cada Día Dedica Algún Tiempo a Formarte Nuevas Opiniones.

Escríbelos y comprométete a compartirlos honestamente con los demás cuando surja la oportunidad. Ciertamente lo harás y estarás preparado esta vez.

Aprende A Decir No

El hecho de que seas demasiado complaciente con todos no te excluye de ser juzgado.

El comportamiento agradable de tu gente puede indicar que crees que hay trucos para evitar las duras críticas y la desaprobación de los demás.

. . .

En realidad, ser un empujón hace que la gente te respete menos. Así que ten en cuenta si todavía te importa lo que todos piensen de ti.

Reconoce Las Consecuencias De Tu Comportamiento

No es necesario que hagas todo lo que todos te piden. Ni siquiera necesitas poner excusas poco convincentes para salir de las cosas. Nadie puede desafiar la honestidad.

Escribe algunas cosas que aceptaste de mala gana pero que desearías no haber hecho.

Solo házlo... valdrá la pena.

¿Cuál hubiera sido una mejor manera de responder con la que te hubieras sentido más feliz? Escribe esta respuesta alternativa.

No se puede retroceder en el tiempo y cambiar tus errores, hasta donde sabemos. Pero puedes prepararte para la próxima vez que tengas la oportunidad de decir que no o rechazar algo en lo que no tienes ningún interés.

. . .

Cuando eres tímido y socialmente ansioso, rechazar a los demás puede resultar fuera de lugar y parece imposible.

También es muy incómodo.

Si tomas una clase, el maestro podría pedirte que contribuyas más a las conversaciones grupales. ¿Qué haces entonces? Quieres hacer feliz al profesor, pero al mismo tiempo te aterroriza salir de tu frágil caparazón.

Lo que es realmente irónico es que las personas tímidas son tímidas porque no quieren que las vean como raras. Pero siendo la persona antisocial en la habitación que no sabe cómo hablar, en realidad es extraña y atrae esa incómoda atención hacia ellos.

Si practicas decir no a las cosas que no quieres hacer, puedes comenzar el proceso de desarrollar tu confianza. Puede que lleve algún tiempo, pero definitivamente vale la pena.

Sabes cuando tienes algo que arreglar en tu vida. También sabes cuándo debes admitir que no quieres hacer algo.

. . .

A veces es necesario decirle que no a los demás.

No tengas miedo de decir no a las cosas que en realidad no quieres hacer y no tengas miedo de ser honesto contigo mismo.

Llena Tu Vida De Inspiración

¿Las personas que te rodean te inspiran a hacer tu mejor esfuerzo? Probablemente hayas oído hablar del concepto de que eres el promedio de las cinco personas con las que pasas más tiempo.

También eres el promedio de los libros que has leído recientemente y otras cosas a las que te expones.

Si estás rodeado de otras personas que comparten tus debilidades, entonces no hay nadie que te desafíe a ser mejor.

Solía salir con gente que nunca iba al gimnasio.

Simplemente no era parte de mi realidad. Luego hice algunos amigos que me invitaron a hacer ejercicio juntos.

. . .

Recibí muchos buenos consejos de ellos y comencé a trabajar en mi salud y en mi físico.

Cuando quise superar la ansiedad social, busqué amigos que fueran socialmente hábiles y carismáticos. Su capacidad para captar la atención realmente ha influido en mi propia capacidad para disfrutar de las interacciones sociales.

Sea lo que sea lo que realmente quieras hacer en la vida, es útil tener personas a tu alrededor que ya sean expertos en ello. Rodéate de gente mediocre e inevitablemente te convertirás en una persona mediocre.

Hacer un esfuerzo por cultivar amistades y conexiones de calidad con personas que hacen cosas que admiras inevitablemente mejorará tu vida y tu capacidad para lograr lo que sea que te interese lograr.

A veces, no importa lo mucho que busques, parece que no puedo encontrar a una persona con una habilidad o experiencia que realmente me gustaría tener. La siguiente mejor opción es buscar esa información en libros o en Internet.

. . .

Hay tanta información sobre todo lo que podrías desear saber y, sorprendentemente, la mayor parte es gratuita.

Si deseas aprender un nuevo idioma, practicar artes marciales o iniciar un nuevo negocio, existen numerosos sitios web y grupos en línea que pueden ayudarte a conectarte con estas personas, experiencias, habilidades y eventos.

Los sitios web son muy útiles y probablemente albergan eventos en tu ciudad en los que puedes participar para conocer a personas que te interesaría conocer para conectarte sobre algún tema que te interese.

Rodéate de grandeza y asegúrate de que tu definición de genial no tenga nada que ver con lo que crees que otras personas piensan que es genial.

No debes tener miedo de hacer nuevos amigos y perder los que ya tienes.

Tienes más oportunidades de las que crees y el miedo a perder lo poco que ya tienes te ciega a la riqueza del potencial que hay ahí fuera.

. . .

Las personas que quieres en tu vida ni siquiera saben que existes todavía.

Así que no sabes qué tipo de personas increíbles están esperando conocerte. Todo lo que tienes que hacer es ir a lugares donde las personas que te gustaría conocer probablemente pasarían el rato.

Ve a eventos y conoce a algunas personas que podrían cambiar el rumbo de tu vida.

Y, como se mencionó, la siguiente mejor opción es leer toda la excelente información disponible sobre las habilidades que deseas desarrollar y las cosas que deseas hacer.

Escribe Un Plan De Lectura.

Escribe una lista de temas sobre los que te gustaría leer. Y luego busca muchos libros sobre esos temas. Fíjate una meta de leer 100 libros en un año si puedes.

Esta inspiración no solo ayuda a qué te animes a mejorar, sino que también te ayuda a desarrollar tus opiniones.

. . .

Conoce Tus Valores

Es hora de reclamar tu territorio. No seas ese enano de la manada que está aterrorizado de aullar a la luna. Saber lo que vales y convertirte en alguien listo para defender tus opiniones de otros.

¿Qué es lo que realmente valoras?

Cuando sepas la respuesta a esa pregunta, reduce significativamente cuánto te preocupas por la te vas a la cama durante un mes entero. Constantemente te recordarás a ti mismo lo que te importa. Porque en lugar de defender sus valores ahora estará defendiendo los suyos.

Anota todos tus valores.

Pon esa lista de valores en algún lugar donde puedas verla cada día, como al lado de tu cama. Revisar todas las noches antes de irte a dormir durante un mes completo, te servirá de recordatorio constante de lo que te importa realmente.

Y mientras revisas tus valores, también puedes revisar y agregar a tu lista de opiniones sobre las cosas que haz experimentado. Esto te reforzará completamente la idea de quién eres.

Entonces, ¿qué te importa?

Personalmente, me preocupo por la verdad, la lógica, el respeto y mi tiempo. Me importa que la gente sea honesta conmigo. Me importa tratar de pensar lógicamente y trabajar en mi pensamiento racional y habilidades. También me importa la compasión. Quiero respetar a otros y también ser respetado. Me importa tener la confianza necesaria para enfrentarme a las personas que me faltan el respeto.

También me niego a perder el tiempo en cosas que no me importan. También tengo muchos más valores. Estos son solo algunos ejemplos básicos para darle una idea del tipo de cosas que podría incluir.

Cuando conoces tus valores, sabes exactamente cuándo decirles no a las personas y rechazar las cosas que en realidad no le interesan.

Sabes cuándo preferirías dormir bien y tener un fin de semana muy productivo en lugar de ir de fiesta con tus amigos. Sabes cuándo evitar las distracciones para tener el tiempo y la energía para perseguir sus pasiones.

· · ·

Podrías decir que sí a cualquier distracción o invitación a la mierda que ni siquiera te interese porque esperas que te ayude a ganar algunos puntos y hacer que a la gente le gustes tu.

Bueno, cuando tengas bien tus valores, entonces no tiene que recurrir a ese tipo de tonterías ridículas sin sentido nunca más. Tu vida se convierte en lo que realmente te importa. Lo que te importa se convierte en lo que haces.

Socializar o divertirte de la forma que desees es estupendo.

Puedes hacer lo que quieras.

Siempre que tengas una contradicción de intereses, deberías pensar en lo que es más importante para ti, y por qué tienes miedo de decepcionar a alguien.

Como te invitaron a ir de viaje a otro país con tus amigos, sin embargo, te siente obligado a trabajar. Te preocupa que no te paguen por el tiempo que no trabajarías, y también te preocupa lo que pensaría tu jefe de ti por tomarte un tiempo libre.

. . .

Siento burlarme de ti. Sabemos que algunas personas trabajan muy duro y tienen razones muy válidas para hacerlo. Tu tiempo es tu recurso más valioso. Piensa qué actividad te dará más valor. Es probable que sea el viaje significativo y divertido a otro país con tus buenos amigos.

Tomar la decisión correcta debería ser más fácil. No incluir lo que otras personas piensan de usted en la toma de decisiones. Puedes equilibrar la responsabilidad hacia los demás con la intención de hacerte feliz a ti también.

Entrenamiento De Rechazo

- "¡Vaya, mira ese perdedor!"
- "Deberías aprender a hablar"
- "Tienes un corte de pelo de mierda"
- "Puedo decir que no tienes confianza, habla como un hombre"

¿Estás listo para ser rechazado?

¿No?

¿Bueno, por qué no?

. . .

¿Sigues enfurruñado en tu caparazón protector?

¿Crees que estás a salvo cuando escondes todos tus pensamientos reales dentro de tu cabeza y te niegas a mostrar el más mínimo indicio de personalidad o emoción real?

Vaya, eso suena muy mal.

Sin embargo, buena suerte con esa estrategia.

Pero si quieres conocer el secreto para desarrollar tu confianza y no tratar de impresionar a los demás todo el tiempo, entonces debes practicar el entrenamiento del rechazo.

O como mucha gente lo llama, Terapia de Rechazo. El objetivo es superar tu miedo al rechazo exponiéndote constantemente a él. Así como alguien que teme a las arañas supera gradualmente su miedo al mirar y tocar a esos pequeños monstruos, puedes enfrentarte a tus propios monstruos y eliminarlos.

. . .

Puedes convertirlo en un juego. Todos los días, debes ser rechazado al menos una vez. Es realmente sencillo.

Básicamente, eso solo significa exponerse, expresar exactamente lo que quiere decirle al mundo y no preocuparse por cómo reacciona el mundo.

Se necesitará algo de práctica si haz pasado toda tu vida evitando este mismo escenario.

Sin embargo, es mejor para ti deshacerte de esa coja armadura de aprobación en busca de tonterías y permitirte ser vulnerable.

Hay muchas formas en las que puedes exponerte.

- Inicia un blog
  Empieza escribir sobre lo que sea que te interese. Pon tu foto ahí arriba. De hecho, pon tu foto al final de cada artículo. ¡Veo a muchas personas horribles que sin miedo ponen su foto al final de cada publicación del blog y nadie los critica por eso! Así que no tienes nada de qué preocuparte allí.

No te preocupes por tu apariencia.

. . .

- Plataformas de video/streaming

Sí, haz algunos videos compartiendo tu rostro y tu voz mientras hablas con la cámara sobre un tema que solo te importa. O haz algunos videos divertidos con tus amigos. Y si eres músico, presumir en Internet es exactamente lo que deberías estar haciendo. Esto no solo te ayuda con tus habilidades para hablar en público, sino que también te permite trabajar para no permitir que los inevitables trolls o perdedores lastimen tu frágil ego.

Cuando veas tus propios videos, presta atención a tu voz y a cómo estás hablando.

¿Hablas con un tono de búsqueda de aprobación al final de cada oración, lo que hace que suene como una pregunta incluso cuando no lo es? ¿Tartamudeas? ¿Hablas demasiado rápido? ¿Tu voz es demasiado alta o nasal?

Todos estos son indicios de un comportamiento de búsqueda de aprobación. Al prestar atención a cómo hablas, puedes aprender a expresarte con más confianza.

No importa qué contenido increíble produzcas, inevitablemente habrá trolls que intentarán criticarte y hacerte sentir como una mierda en los comentarios o incluso en la vida real.

No necesitas vengarte y lanzar tu desagradable revancha de vuelta a ellos. Solo debes aceptar que quieren ser trolls y que sus tonterías no tienen por qué afectar tus emociones de ninguna manera.

Los trolls a menudo parecen muy poco educados y sufren algunos problemas emocionales graves porque muchos de ellos solo son felices cuando sienten que han logrado quitarle la confianza a alguien.

Así que no te preocupes por lo que la gente inútil diga de ti.

En todo caso, compadécete de ellos por un momento y sigue adelante.

Si alguien alguna vez intenta insultarlo, lo mejor que puede hacer es sonreír y mantener su actitud feliz. Demuestra que no pueden impactarte.

La verdad es que solo los perdedores intentan llevarte a su nivel. Ven a alguien viviendo una gran vida, o obteniendo un poco más de éxito, e inmediatamente tratan de destruirlo por envidia.

Un famoso comediante le dijo eso a un interlocutor que trató de burlarse de él durante una rutina de standup que: las personas que son infelices en la vida siempre quieren callar a otras personas. Nunca quieren ver a nadie hacerlo bien. Si lo estás haciendo bien, dicen: ¡Voy a encontrar la culpa! Cuando te des cuenta de este comportamiento desagradable, puedes llamarlo si es necesario.

Que no te importe lo que la gente piensa de ti no significa que permitas que la gente te pase por encima. Significa que tienes el coraje de defenderte a ti mismo cuando es importante. Significa que tienes las agallas para denunciar el comportamiento repugnante de los trols infelices.

¿Te imaginas a alguien exitoso tratando de reducir tu confianza? ¿Te imaginas a alguna celebridad yendo al programa de comedia de un comediante y gritándole insultos? ¿Te imaginas a un ingenioso multimillonario dejando un comentario grosero sobre lo estúpido que eres en tu video de internet?

¡Por supuesto no!

. . .

Las personas exitosas tienen cosas más importantes de las que preocuparse. No pierden el tiempo tratando de lastimar a la gente. No tienen océanos de odio a sí mismos dentro de ellos como los trolls.

- También puedes intentar coquetear y tener citas.

Esta es una actividad que requiere que compartas honestamente tus ideas y experiencias. Funciona tanto si eres hombre como mujer.

Si un hombre está tratando de impresionar a una chica, simplemente le está demostrando que cree que ella está por encima de él y necesita que le pidan atención y aprobación o, de lo contrario, huirá.

Sin embargo, a veces me parece lindo cuando las chicas me hacen esto, aunque depende de cómo y por qué está tratando de impresionarme. Si solo quiere que piense que es genial porque eso aumenta su ego, por lo general solo respondo "ok" para demostrar que no estoy impresionado.

Como si estuviera hablando de todos estos lugares geniales por los que ha viajado o de lo que le compraron sus ex novios.

. . .

Esto solo demuestra un ego superficial hambriento de aprobación. No voy a alimentarlo.

Pero a veces las chicas solo quieren atraerme porque tienen miedo de perder mi atención.

Depende de la situación, pero veo esto como una señal de que esta chica está buscando mi confianza, por lo que me siento más cómodo compartiendo con ella mi propia información personal cuando siento que ella está siendo genuina y buscando mi atención.

Hay una gran variedad de libros disponibles en Internet y en las tiendas que pueden ayudarte. Si eres un hombre y necesitas consejos sobre cómo atraer, hablar, salir y formar una relación feliz y exitosa con una chica sin necesidad de ser necesitado y sin buscar aprobación.

8

Supera Tus Miedos

¿De qué exactamente tienes miedo? Tu tarea es:

Escribe una lista de todo lo que temes

Estos son los miedos a los que debes enfrentarte. Anota todo lo que te haga sentir incluso un poco incómodo. Comienza con las cosas que creas que serán más fáciles de enfrentar y avanza progresivamente hacia miedos más desafiantes.

Cuando te enfrentas a tus miedos, inevitablemente creces. He conocido a muchos hombres tímidos a los que les aterroriza hablar con mujeres y, al igual que tú, también les aterroriza el rechazo y no agradar a los demás.

. . .

Para ayudarlos a superar esto, obviamente deben enfrentar sus miedos e ir a hablar con extraños lindos, conseguir citas y expresarse de la manera más auténtica posible en estas citas.

Podrías comenzar tomando duchas frías durante una semana, hacer un video para Internet, pedirle direcciones a un extraño y tareas fáciles como esa.

Cuando hacen esto, les resulta mucho más fácil tener citas, pero lo más importante es que construyen su confianza y piensan cada vez menos en la impresión que lleva haciendo en otros. Realmente no necesitas agradarle a otros.

Y esto, por supuesto, se aplica a todos tus miedos.

Empieza con algunas cosas que te hagan sentir incómodo.

Quizás le tengas miedo a las duchas frías, pero hay muchos beneficios en tomarlas. Te hacen estar alerta y listo para comenzar el día y también ayudan a tu sistema inmunológico. Resistir la temperatura fría es solo tu mecanismo de defensa que intenta evitar cualquier cosa que te haga sentir incluso un poco incómodo. De tres a cinco minutos de agua fría en tu piel ni siquiera te lastimarán.

Es solo la mente sobre la materia por un momento muy breve, luego puedes sentarte junto a un calentador y sentirte muy alerta y vivo. También se vuelve más fácil cuanto más lo haces y eventualmente habrás conquistado este miedo menor.

Repasa tu lista de miedos uno por uno hasta que los hayas conquistado a todos.

Este ejercicio es muy eficaz para ayudarte a salir de tu zona de confort.

¿Cuántos libros de temática similar a este has leído?

¿Ha recibido muchos consejos sobre cómo desarrollar la confianza y ser capaz de no preocuparte por lo que piensen los demás, pero aún no haz progresado mucho?

Bueno, no importa cuántos libros hayas leído, lo que importa es la acción que has tomado.

. . .

Tomar nuevas acciones cambia tu cerebro. Hacer cosas seguras te da confianza.

Una vez que hayas enfrentado tus miedos, puedes agregar a esta lista más metas y desafíos que tengas para ti mismo.

Probablemente no hayas podido hacer algunas cosas que siempre soñaste por miedo.

Bueno, ahora es el momento de hacer esas cosas. Nadie te detiene más que tú. Los miedos son oportunidades de crecimiento. Míralos positivamente y no tienen poder sobre ti. Siempre que realmente crea eso.

No hay magia que pueda convertirte de repente en la versión valiente y carismática de ti mismo que hay dentro de usted.

Y esa versión de ti realmente existe. Solo necesitas desarrollarte para encontrarlo.

Eso requiere afrontar tus miedos.

. . .

No es necesario que te presiones para lograr el éxito instantáneo. Paso a paso enfréntate a tus miedos.

Si necesitas ayuda, puedes conseguir que algunos amigos te empujen a hacer las cosas que realmente quieres hacer, o que las hagan contigo. Pero eventualmente, necesitas ganar independencia y hacer todo por tu cuenta.

Viajar Solo

Viajar es la única actividad que puede transformar completamente tu vida. Especialmente viajando solo. Hay varias razones para esto.

Cuando viajas solo, desde el primer día tu rutina habitual ha cambiado por completo. Ya no te despiertas a las 9 am todos los días, comes un desayuno apenas saludable y te diriges a hacer tu trabajo aburrido habitual o tus clases aburridas.

En cambio, estás comenzando una aventura.

Verás y experimentarás cosas nuevas y esto permitirá que ocurran muchos cambios más fácilmente dentro de ti.

. . .

Pero esto es sólo el comienzo. Cuando viajas solo, te enfrentas a muchos desafíos.

- ¿Qué haces en el aeropuerto?
- ¿Cómo pides comidas si no hablas el idioma local? ¿Cómo tomas el autobús?
- ¿Cómo consigues direcciones para saber cómo ir a donde quieres ir?
- ¿Cómo regresas a tu hotel después de darte cuenta de que te robaron la billetera?

Tu cuerpo abandonará esa rutina anterior y te dará la libertad de comenzar una nueva.

Bueno, hay muchas oportunidades para la experiencia de la vida y el crecimiento cuando viajas. Viajando a solas te lleva a un crecimiento personal. Te obliga a confiar en ti mismo en lugar de permitir perezosamente que tus compañeros de viaje tomen decisiones y resuelvan problemas por ti.

En lugar de seguir rutinas, tendrás más conciencia de todos los nuevos estímulos que te rodean.

. . .

Tu zona de confort habitual incluye todas las cosas a las que estás acostumbrado. Salir de tu zona de confort puede ser extremadamente divertido, ya que estás expuesto a todo tipo de nuevas ideas y desafíos a lo que consideras la norma social.

Tu forma de vida no es la única forma de vivir.

Tu próximo desafío es planificar un viaje. En cualquier lugar al que puedas permitirte ir. Cuanto más lejos de donde te encuentras actualmente, mejor.

Y debes ir solo.

Especialmente si nunca antes has viajado solo. Encuentra algunas actividades que te gustaría hacer en este nuevo lugar. Como tomar una clase de kickboxing y hacer paracaidismo en alguna otra parte del mundo.

Conviertelo en una verdadera aventura. Encuentra al menos 2 actividades nuevas que nunca hayas hecho antes y hazlas. Por supuesto, puedes hacer nuevos amigos durante esta aventura, y muy probablemente lo harás.

. . .

Viaja lo más ligero posible, por conveniencia, por lo general solo pon todo en una mochila cuando viajes solo para un viaje corto. Hace todo más fácil.

Investiga un poco para asegurarte de que el destino sea seguro.

Organiza tu viaje y los arreglos para dormir, y encuentra algunas actividades divertidas que disfrutarás.

Cada vez que hagas esto, tendrás las aventuras más increíbles e inolvidables y conocerás a las personas más interesantes.

Viajar solo te permite desarrollar la independencia. La autosuficiencia es una parte esencial para preocuparte más por tu propia opinión de ti mismo que por la forma en que los demás te perciben.

Así que hazlo, empieza a hacer cosas diferentes, con esto, insisto, podrás llegar a ser el hombre que tanto soñaste, imagínate como te vas a ver cuando conozcas a una mujer y le cuentes todas las grandes aventuras que has vivido tu solo, claro que caerán ante ti.

9

Sé Un Tirador De Gatillo

Probablemente hayas escuchado el dicho "Los que dudan... se masturban" y hay mucho de verdad en ello. Una parte crítica de acostarte con las mujeres que quieres, además de ser un hombre, es ser un tirador del gatillo. Ser un tirador del gatillo significa ser alguien que toma acción, que hace las cosas. No esperan a que los demás obtengan lo que quieren, cuando ven algo que quieren, lo persiguen ellos mismos sin vergüenza. Estos hombres son los que obtienen lo que quieren de la vida. Reclaman el mundo y todo lo que hay en él, como deberían hacer los hombres.

Los hombres fueron hechos para ser decisivos, para ser líderes, en otras palabras, para ser un tirador. Las mujeres pueden reír y titubear e ir y venir, pero los hombres deben tomar medidas. Un hombre debe pensar y luego actuar.

. . .

Debe avanzar con valentía y confianza en sí mismo. No puedes sentarte e ir de un lado a otro. A hacer una elección y luego seguir adelante con esa elección, es decisivo. Él es un tirador de gatillo. Ser un tirador de gatillo es otro principio clave para convertirte y ser el chico malo de los sueños de las mujeres.

El Tirador Del Gatillo

El título "pulsador del gatillo" proviene de hombres que cuando se trataba de eso no tenían miedo de apretar el gatillo. Bastante obvio, ¿verdad? Pero tiene un significado profundo detrás. Todos los hombres pueden hablar, pero hablar no significa nada. Se necesita un hombre especial, un hombre para tomar acción. El hombre que actúa siempre termina por delante del hombre que se pasa todo el tiempo hablando o pensando. La acción es lo que hace que las cosas sucedan sin hablar. Recuerda que las acciones hablan más que las palabras. No importa lo que un hombre diga, lo que importa es lo que hace.

Alguien que puede apretar el gatillo es alguien decidido y que no tiene miedo de tomar acción. Puede ser un hombre de pocas palabras o no, eso no importa. Lo que importa es que tienes las pelotas para actuar y llevar a cabo tus pensamientos. Cuando ves algo lo tomas, es tan simple como eso.

. . .

Estás cumpliendo tu papel natural como fuerza activa en el mundo.

Él hace que las cosas sucedan. Se hace cargo y toma la iniciativa. Si quieres besar a una mujer, la besas, no la esperas.

Cuando un hombre que es un tirador de gatillo decide hacer algo, lo hace. Sin preguntas y sin dudas. El simple hecho de que quieras hacer algo es suficiente para que lo hagas. No espera a los demás ni necesitas el permiso de los demás porque eres un tirador del gatillo. No tienes miedo de ser un forajido que sigue su propio camino y labra su propio camino. Mientras esté al timón y, por lo tanto, tengas la capacidad de actuar, está bien.

Ser Decisivo

Cuando tomes una decisión (y debes hacerlo rápido) deja de pensar en ella y toma acción. No confíes en los consejos de los demás o en lo que ellos quieren, escucha tu propio corazón y sigue tu propio camino. Esto te permitirá ser un tirador del gatillo porque la única persona a la que tendrás que responder es a ti mismo. Esto te liberará para tomar acción porque estarás en el asiento del conductor. El pasajero, por mucho que quiera, no puede tomar medidas para alterar el camino por el que va el automóvil.

Solo el conductor puede hacer eso, asegúrate de ser el conductor de su propia vida.

Un tirador del gatillo toca a las mujeres cuando quiere. Si ve a una mujer atractiva, sube y comienza a hablar con ella disculpándose. Muestra sus verdaderos deseos de manera completa y completa, no retiene nada. Parece espontáneo porque sigue su propio camino y no vive la agenda de otro como la mayoría de la gente. Actúa rápidamente porque solo escucha una voz y es la suya. Él es el empresario donde la mayoría de las personas son el comité tratando de hacer algo. El empresario solo tiene que escucharse a sí mismo, mientras que el comité nunca hará nada debido a las muchas voces que se escuchan.

Quiero que hagas un experimento para empezar a ser más resolutivo. Para ayudar a convertirte en un tirador del gatillo. Cada vez que llegas a una decisión, tienes diez segundos para responder y luego, sin importar lo que pase, te quedas con esa decisión. Incluso si apesta. Escuchas tu voz y solo tu voz, ignoras las voces de los que te rodean, la sociedad en la que vives y cualquier otra cosa que no sea tu propia voz auténtica. Haz esto durante un mes e informe cómo desarrolló tus habilidades para apretar el gatillo.

. . .

Resumen

Ser un tirador del gatillo es algo que se puede desarrollar. El tipo que actúa todos los días para convertirse en lo que quiere ser, siempre vencerá al tipo que tiene todas las ventajas naturales. Las ventajas naturales son agradables, pero no son lo que importa en última instancia. Lo que finalmente importa es quién se va a poner a trabajar y actuar. Podrías ser el debilucho más grande del mundo, pero con tiempo y esfuerzo puedes convertirte en lo que quieras ser. Esa es una de las bellezas (y debilidades) del ser humano. Eres moldeable. Todo surge de tu mente.

Puedes convertirte en lo que quieras o puedes convertirte en lo que otros quieren que seas. No lo dudes, serás moldeado. La pregunta es ¿en qué molde? ¿En el molde que deseas? ¿En el molde que quieres ser? ¿O en el molde de lo que otros o la sociedad quiere que seas? ¿Un molde que tiene en mente sus mejores intereses y no los tuyos? Creo que la elección es clara, ahora sal y conviértete en el hombre que estabas destinado a ser.

SIN INMUTARSE POR EL MUNDO

Un chico malo es genial, tranquilo y confiado. Las cosas no se ponen demasiado bien. Mientras que la mayoría de la gente corre como un pollo sin cabeza, el chico malo está relajado y en control. No se deja llevar por las últimas tendencias, las últimas noticias o las últimas modas. Tiene el control de sus emociones y de su mente.

No se inmuta por el mundo que lo rodea. Y cuando las cosas se ponen calientes sabe lo que hacer si está en una situación violenta o con una mujer. Recuerda que es un hombre, por lo que tienes ambas partes de tu vida cubiertas.

Un chico malo tiene un lugar de control interno. Lo que significa que obtiene sus sentimientos y estados desde adentro. Ahora concedido que todos lo hacemos. Incluso la persona que tiene miedo de cada sonido que escucha, técnicamente el miedo viene de adentro, pero eso no es de lo que estoy hablando. Me refiero a las personas que siempre están reaccionando a los demás y al mundo que les rodea tienen un lugar de control externo. Alguien dice que apestan y se sienten mal, un amigo les traiciona su tristeza todo el día, y así sucesivamente. El chico malo tiene un lugar de control interno, lo que significa que tiene el control de sí mismo y de sus emociones.

Loco de control

Debido a esto, cuando alguien traiciona al chico malo o lo insulta, o lo trata de la manera en que debe tratarse o se encoge de hombros/se ríe en la cara de los chicos. Por ejemplo, si alguien me dijera que soy estúpido/cojo/un perdedor o lo que sea, no me afectaría en lo más mínimo. Debido a que tengo un lugar de control interno, decido quién y qué soy, no otras personas.

No mi jefe, no el presidente, no la mayoría, no mis padres, no las mujeres hermosas, sino yo y solo yo. Recorro mi propio camino solo, estoy feliz de tener a otros a mi lado, pero al final del día todo lo que necesito es a mí mismo.

No dejo que las cosas externas me afecten. Esto es algo que llevó un tiempo desarrollar, pero una vez desarrollado, se paga cien veces más. Simplificas mucho tu vida cuando tomas todas las decisiones. No me inmuto por lo que otros dicen y hacen. Me preocupo más por mí mismo y por el camino que estoy recorriendo que por lo que los demás piensan, dicen o hacen. Esto no significa que tolero la falta de respeto, por supuesto, simplemente que elijo lo que llamará mi atención o mis emociones.

Una Roca En Una Tormenta

El hombre ha sido descrito como una roca que puede capear todas las tormentas. Esta es una buena descripción del chico malo. Los eventos e influencias externas no lo desconciertan. Las cosas no le llegan. Mantiene la calma y su actitud positiva. No puedes bajarlo. Si una mujer hermosa dice que es un pedazo de mierda y que debería suicidarse, responderá con una carcajada. Uno porque sabe que ella lo quiere y dos porque no le importa lo que piensen de él. Está dedicado a sí mismo y al camino que se ha trazado.

Él camina a su manera y hace lo suyo. Tiene una misión en la vida y esa misión es realizar su potencial y desarrollarse como hombre al máximo de su capacidad. No se trata de otras personas, se trata de él, y así es como debe ser. Un hombre necesita cuidarse a sí mismo primero y ante todo. Y nada debe venir antes que él mismo. Siempre eres lo primero en tu propia vida. No significa que no puedas ayudar a los demás, solo que te pones a ti mismo primero.

Resumen

Sigue tu camino. No dejes que el mundo o los demás te alejen de él. Tener un lugar de control interno. Camina por el mundo como si tuvieras un gran poder, porque lo tienes.

Otros pueden tratar de avergonzarte, culparte, manipularte y lavarte el cerebro, pero no los dejarás mientras sigues tu camino y sigues tu propio camino. Tienes tu propia misión y nadie más te desviará del camino. No por familiares, amigos, mujeres, gobiernos, ni nada.

No te inmutes por el mundo, el mundo es un lugar loco, al igual que la gran mayoría de las personas que lo habitan.

Concéntrate en ti mismo, eso es lo único que puedes controlar, y eso es lo único que importa.

Sé tu propio santuario. Sé capaz de enfrentarte a las fuerzas externas mientras mantienes tu entorno interior libre del mundo y de otras personas B.S., haz esto y estarás bien encaminado para convertirte en un buen chico malo.

10

Los Chicos Malos Son Iguales A Los Hombres Buenos Y Cómo Tienen Una Confianza Total

¿Qué constituye exactamente un chico malo? Le preguntas a diez personas diferentes y obtendrás respuestas diferentes, pero habrá temas similares que se presentarán en cada uno. Los chicos malos son los chicos que todas las mujeres dicen que odian, pero todas las mujeres salen y se acuestan con ellos. Son el tipo que los betas intentan modelar a sí mismos sobre cómo no ser. Son los chicos con los que las mujeres sueñan y por los que se excitan. Son esencialmente hombres que no han sido completamente castrados por la sociedad. No siguen las reglas y eso los hace "malos".

Siempre encontré que eso de "chico malo" es un poco divertido, especialmente después de recibir la etiqueta. Para mí, un chico malo es simplemente un hombre que ha dejado de ser un niño para convertirse en un hombre.

. . .

Lo que, naturalmente, va en contra de la programación de la sociedad sobre cómo deben ser los hombres, además de crear mucha atracción con las mujeres. Para mí, un chico malo es simplemente un buen hombre. Un chico malo es un hombre que es masculino. Es por eso que otros lo odian y le temen tanto. Porque no pueden competir y saben que no pueden ser como él. Entonces los débiles se juntan contra él para arrojar sus piedras verbales y su desaprobación. Por supuesto, esto no significa nada para el chico malo que tiene mejores cosas que hacer.

Un Chico Malo Es Un Buen Hombre

Un chico malo es un hombre que ha abrazado su masculinidad. No escucha a los demás. Dice lo que piensa y hace lo suyo. Todos estos son pecados de acuerdo con nuestra sociedad estatal de niñeras. Va en contra de lo que nuestros maestros, los medios de comunicación y los funcionarios gubernamentales nos dicen cómo se supone que deben actuar los hombres. Si no eres una oveja dócil que sirve obedientemente a las mujeres, trabajas para el estado, sigues todas las reglas políticamente correctas y tienes un par de testículos funcionales entre las piernas, entonces se te considera malo según los estándares de la sociedad.

. . .

Pero recuerda que en el mundo al revés lo malo es bueno y lo bueno es malo.

Entonces, cuando digo ser un chico malo o cómo ser un chico malo, lo que quiero decir es cómo ser un buen hombre. Lo cual, a pesar de lo que te dirán los hombres y mujeres débiles, no incluye servir obedientemente a una mujer (o a nadie más que a ti). Ser un buen hombre significa ser un mal hombre o un mal chico según la mayoría de las mujeres y la sociedad. Por supuesto, las mujeres se sienten atraídas por los chicos malos como ninguna otra cosa, pero desde cuándo lo que las mujeres dijeron y lo que hicieron alguna vez coincidió (pista: nunca). Así que abraza tu masculinidad y conviértete en un chico malo convirtiéndote en un buen hombre, tu propio hombre.

Un chico malo es dueño de su masculinidad y de sí mismo.

No recibe órdenes de nadie. Seguro que escuchará a los demás a los que respeta pero al final del día si hace algo es porque él y solo él quiere hacerlo. No está controlado, es incontrolable. Lo cual es una parte inherente de ser masculino. Ser incontrolable, razón por la cual los gobiernos temen tanto a la masculinidad y hacen todo lo posible para neutralizarla. Para que puedan tener una población de ovejas dóciles. Es la misma razón por la que las mujeres intentarán castrar a un hombre masculino con el que tienen algún tipo de compromiso. Por supuesto, una vez que están castrados, se aburrirán y pasarán a un hombre que tiene las pelotas intactas, pero esa es otra historia.

Un chico malo no puede ser controlado por las mujeres o la sociedad. Lo que lo hace tan atractivo para las mujeres. Es un hombre parado sobre sus propios pies en el mundo. Hace lo que quiere, como quiere, con quien quiere. Sabe que ser hombre es dejar tu huella en el mundo, tomar lo que es tuyo y moldear el mundo que te rodea según tus anhelos y deseos. Él es la fuerza activa y dominante, mientras que el mundo y todo lo que hay en él son las fuerzas reactivas y sumisas. Esta es la naturaleza fundamental del hombre que el chico malo entiende y abraza.

No Seas Controlado

Un chico malo es libre y, por lo tanto, puede estar completamente en sintonía y en contacto con su masculinidad. Haciéndolo destacar como un león en una manada de ovejas. Lo hace irresistible para las mujeres y respetado por otros hombres. Él es sin disculpas quien es, es sin disculpas masculino. Ve lo que quiere y lo persigue. Toma lo que quiere del mundo y lo reclama. Trata al mundo como su propio patio de recreo personal.

. . .

El primer paso para ser un buen chico malo es resistir y deshacerse de todas las formas de control. Dar pasos hacia la libertad hasta volar alto y libre en un mundo lleno de esclavos, zánganos y ovejas. Sé un buen chico malo y, por lo tanto, conviértete en un buen hombre.

No dejes que los maestros, los medios, las mujeres, el gobierno o cualquier cosa te controle. Sé tu propio hombre libre en el mundo. Así que sé un buen chico malo.

Confianza Total

Una cosa que un chico malo tiene con creces es total y absoluta confianza en sí mismo. No importa lo que esté haciendo el chico malo o con quién lo esté haciendo. Nunca duda de sí mismo. Tiene total confianza en sí mismo. Podría ser hablar con una chica, hacer algo nuevo o realmente cualquier cosa y él cree que lo hará bien y que tendrá éxito.

No importa lo que piensen los demás o lo que suceda normalmente ya que el chico malo sabe que no es normal, que es diferente.

. . .

Un chico malo tiene una total confianza casi irracional en sí mismo. Tiene un marco fuerte y sabe que su marco va a ser dominante. Cuando se enfrenta a situaciones nuevas, las aborda sin vacilar ya que tiene confianza en sí mismo y en sus habilidades. Rara vez duda, simplemente actúa. Cuando ve a una mujer que quiere, va tras ella. Cuando se enfrenta a un problema, lo aborda de frente. Y así sucesivamente y así sucesivamente. Un chico malo tiene total confianza en sí mismo, nunca duda de sí mismo.

Mentalidad Optimista

La mentalidad de un chico malo es que "tengo esto", no importa lo que esté haciendo. Podría ser algo que nunca haya hecho antes, pero tiene confianza en que podrá hacerlo. Después de todo, si otros lo han hecho, ¿por qué no podría él? Tiene una mentalidad de expectativas positivas, es una palabra optimista. No lloriquea ni se queja, actúa.

Como un hombre en lugar de un niño. Siempre está tomando acción y hace que el mundo que lo rodea reaccione a esa acción en lugar de sentarse y pasivamente no hacer nada o, peor aún, sentarse y quejarse pasivamente como muchos lo hacen.

. . .

Un chico malo no tiene tiempo para tales tonterías. Un chico malo entiende el poder de sus creencias y el poder de su mente. Ha internalizado la cita de Henry Ford "Tanto si crees que puedes hacer algo como si piensas que no puedes, tienes razón". El chico malo ha llegado a comprender el poder de tener expectativas positivas, ya que ha descubierto que lo que espera obtener suele ser lo que obtiene, por lo que espera el éxito. Otros a su alrededor son libres de revolcarse en patrones de pensamiento negativos, pero el chico malo está haciendo lo suyo y siguiendo su propio camino.

Creencia En Uno Mismo

Lo que un hombre puede hacer otro puede hacerlo. El chico malo lo sabe. Entonces, ya sea que quiera tener un trío con gemelas rusas rubias o ganar su primer millón, el chico malo cree completamente que puede hacerlo y generalmente termina haciéndolo. Cree completamente en sí mismo para ser capaz de manejar cualquier cosa que le depare la vida y, si se encuentra con un bache, confía en que puede aprender lo que sea necesario para que todo salga bien la próxima vez. Nada lo va a susurrar y sacarlo del camino.

El chico malo tiene una alta autoestima. Solo piensa en cosas positivas sobre sí mismo, corrige los errores cada vez que surgen, pero no se detiene en ellos. Lo arregla y sigue adelante, se enfoca en lo positivo. De sí mismo y de vida.

· · ·

Sabe que es genial y sabe que las mujeres y el mundo lo quieren. Entiende cuán importante es la masculinidad y cuán severamente falta en el mundo. Dicho de otra manera, es consciente de que es una mercancía caliente y se comporta como tal.

Resumen

Un chico malo tiene una confianza completa ya veces irracional en sí mismo y en su capacidad. Es por eso que es capaz de sacar todas las cosas que es.

No deja lugar a la duda ni a la negatividad, dos cosas que matan la confianza y la masculinidad.

Tiene pensamientos positivos sobre sí mismo y, por lo tanto, tiene una mirada positiva sobre sí mismo y su vida. Él piensa que es genial, no de una manera arrogante, ya que la arrogancia y la arrogancia surgen de encubrir la inseguridad, sino de una manera confiada.

Está cómodo consigo mismo. No tiene que demostrarle nada a nadie. Él sabe que el fracaso es naturalmente parte de la vida y que mientras uno actúe y espere lo mejor, llegará lejos y logrará mucho. En cualquier situación el chico malo toma acción y no deja lugar a dudas. Como dije al seducir a una mujer hermosa, hacer un truco atrevido o comenzar un negocio arriesgado. El chico malo se arriesga y confía en su éxito.

11

Asumir La Atracción Y Ser Moldeador De Mundos

"¿Le gusto?" es una pregunta que un hombre atractivo nunca se hace. "¿Me gustará?" es el que está en su mente.

Los medios de comunicación, la sociedad y, a menudo, sus padres han enseñado a los hombres que las mujeres son ángeles especiales que honran a los hombres con su presencia y con quienes los hombres tienen la suerte de asociarse. Obviamente, esto es risible en el mejor de los casos y patético en el peor, pero a pesar de todo es una declaración falsa. Probablemente hayas escuchado a un hombre decir sobre la mujer que lo está tolerando hasta que pueda encontrar un hombre de verdad para tener relaciones sexuales "Tengo suerte de tenerla" o "Ella es mi media naranja". Me disculpo, estoy seguro de que acabo de hacer que la mitad de ustedes vomite. Te daré algo de tiempo para que te recuperes.

. . .

Muy bien, ahora que volvimos, esta mentalidad por encima de lo perverso es, lamentablemente, bastante común en nuestra sociedad. Entonces, cuando un hombre encuentra sus pantalones y se da cuenta de que las mujeres están hechas para su placer y que tienen suerte de tenerlo. En otras palabras, que él es el premio, entonces la dinámica cambia. Una vez que te conviertes en hombre, nunca más te importa si le gustas a una mujer o no. Solo te importa si ella es digna de tu tiempo. Ya asumes que todas las mujeres se sienten atraídas por ti. Lo que nos lleva a otro aspecto fundamental de ser un buen chico malo.

Asume Siempre La Atracción

La vida es en su mayor parte una autosatisfacción de profecía y no es diferente con las mujeres. Recuerda que las mujeres van con el marco más dominante. Y si ese marco es "Soy un hombre atractivo, obviamente te sientes atraída a mí, ahora veamos si vales mi tiempo", entonces las mujeres naturalmente lo aceptarán. Compara eso con el tipo que adora a las mujeres y las pone en un pedestal cuyo marco es "No soy una diosa digna". Sé que los chicos que piensan que golpear a una chica es "tener suerte" o alguna otra declaración digna de vergüenza. Cuando vas con tu vida, debes asumir que todas las mujeres que conoces se sienten atraídas por ti.

. . .

Solo tiene sentido. Después de todo, eres un chico atractivo... ¿verdad? Gran parte de esto se reduce a la mentalidad. Los chicos que se acuestan mucho con las mujeres que quieren, tienen la mentalidad correcta, mientras que los chicos que no tienen una mentalidad defectuosa.

He visto a tipos con grandes músculos e impecablemente vestidos que fueron derribados por chicas porque no tenían la mentalidad masculina confiada sino más bien una mentalidad femenina débil. Estas mismas mujeres acabaron con tipos que no eran físicamente imponentes pero que tenían las agallas. Lo que importa más que cualquier otra cosa.

Asume que todas las mujeres te quieren y te desean desesperadamente. Repítetelo a ti mismo como una afirmación si es necesario, haz lo que sea necesario para meter esa idea en tu cabeza.

Asumir la atracción y asumir el éxito. Como supongamos que las mujeres quieren acostarse contigo y que lo harán.

Naturalmente, atraerás a las mujeres que son así y rechazarás las burlas y los mojigatos. No te aguantes con tonterías. Tenga estándares altos ya que después de todo tu eres un hombre atractivo que todas las mujeres quieren.

Cuando mires a tu alrededor, comenzarás a notar cosas que antes no notabas. Como cuantas mujeres sonríen y hacen contacto visual contigo. La mayoría de los hombres están atrapados en su cabeza y nunca notan esto. Nunca tiene sentido dudar de uno mismo. Recuerda las palabras de un escritor muy importante y famoso: "Nuestras dudas son traidoras y nos hacen perder el bien que a menudo podríamos ganar, por temor a intentarlo", palabras muy sabias, de hecho.

Creer En Ti Mismo

Gran parte de esto se reduce a la confianza en uno mismo.

Para citar a otro hombre sabio, "ya sea que creas que puedes hacer algo o que no puedes... tienes razón". Asume la atracción, asume que las mujeres te quieren, asume que vas a tener sexo con las mujeres con las que quieres tener sexo. Una vez que tengas una confianza sólida como una roca en ti mismo y hayas establecido tu marco como un hombre dominante, podrás seguir con tu vida diaria sabiendo que también atraerás a las mujeres.

Incluso si no sientes que tienes eso bajo control, no importa. Supón que hay atracción y la atracción estará presente la mayoría de las veces.

Obviamente, solo porque asumes que la atracción no hará que el cien por ciento de las chicas se sientan atraídas por ti.

Pero sesgará las probabilidades fuertemente a tu favor.

Al tener la mentalidad opuesta al chico promedio, ya vas a sobresalir. Ahora agrega encima de eso un marco masculino dominante y nunca más tendrás competencia. Cuando asumes la atracción, algunas mujeres fingirán que no se sienten atraídas por ti simplemente porque tuviste las pelotas para asumirlo. Recuerda que esto es solo una prueba, una prueba que se puede pasar fácilmente.

Recuerda que como hombre tienes un poder único. Puedes moldear el mundo que te rodea. El mundo se ajusta a las creencias que están en tu mente. A menos que estés tratando de cambiar las leyes del tiempo y el espacio, puedes lograr lo que quieras con tu mente y la mentalidad correcta. Asumir la atracción, siempre, cada vez, sin falta. Cuando lo hagas, no solo capitalizarás a las mujeres que ya se sintieron atraídas por ti, sino que hará que cualquier mujer en la cerca se sienta atraída por ti debido a tu marco dominante.

Resumen

Una gran parte de ser un buen chico malo se reduce a ser más fuerte que el mundo que te rodea. Lo cual es una gran parte de ser un hombre. A tener un efecto mayor en el mundo que el que el mundo tiene en ti. Ser una fuerza en el mundo. Al ejercitar y desarrollar tu poder masculino para que te conviertas en lo que fuiste creado para ser. Plena y verdaderamente un hombre. Alguien que es dueño de su dominio. Todo esto comienza en la mente.

Sé que puede parecer extraño, pero incluso algo como ser un buen chico malo y tener sexo con muchas mujeres hermosas surge de la mente. Al igual que vivir una vida feliz y ganar mucho dinero. Cuando se trata de eso, se trata de la mentalidad y tener las creencias correctas. Uno de los cuales es siempre como suponiendo que una mujer se siente atraída por ti y que quiere tener sexo contigo. Esta es otra creencia central de convertirse y vivir como un buen chico malo.

MOLDEADOR DE MUNDOS

• • •

He escrito antes sobre cómo moldear el mundo que te rodea y lo importante que es para un hombre ser la fuerza de la naturaleza para la que fueron creados. Un hombre reclama el mundo que lo rodea. Las mujeres, la naturaleza y la creación son las fuerzas reactivas sobre las que se actúa, mientras que Dios y el hombre son las fuerzas activas que actúan sobre ellas. Esta es una orden más antigua que el tiempo.

Y algo que los chicos malos entienden de forma innata. Saben que el mundo es su lienzo al que afectan y no son afectados por ellos.

El mundo reacciona más fuertemente a ellos que ellos a él.

Tienen el marco dominante. Cuando entran en una situación, su realidad está penetrando la realidad de cualquiera a su alrededor. Cuando conocen a una mujer y él sabe que la mujer la quiere y ella cree que no, eventualmente lo hace. Esto puede sonar por ahí, pero es cómo funciona el mundo y algo que los chicos malos entienden. Son dominantes y lo que dicen vale. Moldean el mundo que les rodea. Llevan las cosas a donde quieren que vayan cuando quieren que suceda algo y luego hacen que suceda.

Una Fuerza De La Naturaleza

. . .

El hombre es una fuerza de la naturaleza y un chico malo es esencialmente un hombre que es masculino. Y los hombres masculinos están muy por encima de la manada. Son una fuerza de la naturaleza. Donde quiera que van dejan su huella. Las personas saben cuándo han interactuado con ellos. Pueden sentir su poder innato. Todo esto se origina en la mente del chico malo.

En su mente él ha tomado el control de él para moldearse a sí mismo en el hombre que quiere ser y luego moldea el mundo que lo rodea en la realidad que él quiere que sea.

Los hombres son creadores. Esto es cierto para el arte, la vida y cualquier cosa. Las mujeres, el mármol, los lienzos, son cosas sobre las que actuar. Como el hombre es la fuerza activa. La energía masculina que tanto falta y está sofocada en nuestra sociedad es de lo que está hecha la vida. Este es el poder, la energía que posee el chico malo que lo hace tan atractivo para las mujeres. A veces no está regulado y se usa incorrectamente. El tipo que golpea a su mujer o abusa de ella. Sin embargo, esa energía todavía atrae a las mujeres como una mujer con medidas de 90-60-90 incluso si una prostituta psicótica todavía va a atraer a los hombres. Los hombres se sienten atraídos por los cuerpos femeninos como las polillas por una llama, al igual que las mujeres se sienten atraídas por el comportamiento masculino de la misma manera.

. . .

Cultivando Esa Energía

Entonces, convertirse en un buen chico malo como todo lo demás en la vida, comienza en la mente. La mente es el lugar de nacimiento de todo. Un chico malo abraza su masculinidad. Le encanta ser hombre y ama a las mujeres que son mujeres.

Esto no significa que odia a los hombres que son femeninos o a las mujeres que son masculinas, ya que tiene mejores cosas que hacer con su tiempo. Simplemente los ignoro y/o los ignora. Comienza moldeando su mente en lo que quiere.

Mira el tipo de hombre que quieres ser. Cada día te dices a ti mismo que serás ese hombre. Paso a paso ejercita tu masculinidad y la mente hasta que ambos se conviertan en poderes a tener en cuenta.

Aprende el uso de tu mente para moldearte a ti mismo y luego moldear el mundo que te rodea. No se ve afectado por los que lo rodean, pero a menudo los afecta profundamente.

Esto no quiere decir que no sienta o no le importe, solo que es fuerte y tiene el control de sus emociones. Una mujer puede estar enloqueciendo con él o probándolo, pero él no responde porque su realidad es más fuerte. Esto no quiere decir que tolerará el abuso o la falta de respeto, simplemente quiere decir que no deja que las cosas lo afecten. Mueve el mundo y es indiferente a él. Él es más poderoso que el mundo. Él cree en sí mismo.

Resumen

Los chicos malos abrazan naturalmente su masculinidad y la mentalidad dominante que la acompaña. Naturalmente, tienen el marco más fuerte y dan forma al mundo que los rodea. Esto puede ser cultivado a través del uso de tu mente.

Tu mente tiene el poder de hacer cualquier cosa además de cambiar las leyes de la naturaleza. Cualquier otra cosa está en juego. Puedes convertirte en cualquier cosa que desees ser. Sé dominante. Tu marco es el más fuerte. Cuando sales al mundo eres tú quien lo afecta y lo moldea, no es él quien te afecta y moldea a ti.

Esto es ser hombre. Que es esencialmente lo que es un chico malo. Un varón que ha abrazado su masculinidad y por lo tanto es un hombre. Entiende esto, tu mente es más fuerte que el mundo. Tú eliges tu propio camino. Eres un hombre, la fuerza activa. La fuerza dominante.

. . .

Naciste con este poder como hombre, debes abrazarlo.

Enfréntate al mundo con la frente en alto, eres el dominante con el marco más fuerte. Siempre recuerda eso.

12

Tener Una Actitud De Que Al Diablo Le Importa

Un hombre que se ríe ante la muerte. Hubo un tiempo en que los hombres se esforzaban por ser así. Hombres que vivieron vidas tan llenas de vida y plenitud, que tenían tanta confianza en sí mismos que cuando llegó la muerte se rieron en su cara. Cuando el segador estaba en su puerta, lo miraron a los ojos y sonrieron. Estos hombres temían poco.

Por lo general, lo único que los hombres como este temían eran sus dioses o Dios. Tenían una actitud diabólica. El mundo podía hacer lo que quisiera por ellos, no les importaba, eran más poderosos que el mundo.

Los chicos malos ejemplifican esta actitud. No están empantanados por las preocupaciones y el estrés de este mundo. Saben que lo lograrán, tienen una confianza tranquila e inquebrantable en sí mismos y en el camino que están tomando.

Contra viento y marea, saben que estarán bien y actuarán como tales. No dejan que las cosas les afecten. Una mujer enloqueciendo con ellos, la niña tonta solo necesita ser disciplinada o tal vez ni siquiera vale la pena. Los chicos los amenazan, eso es gracioso. Podrías dividirlo de diez maneras hasta el domingo. El jefe lo despide, eso es cura, menos mal que he aprendido de ventas.

Actitud De Que Al Diablo Le Puede Importar

La actitud de que al diablo le importe es algo que se puede cultivar y aprender como cualquier otro comportamiento.

Lo primero es lo primero. Deja de preocuparte por las cosas pequeñas. Recuerda que lo único en lo que no tienes elección es en morir, todo lo demás es una elección. Cuando te llega esa realización te da un poder inmenso. Eres más poderoso que el mundo. Eres la fuerza más dominante en tu mundo. Las circunstancias no te afectan a ti, tú las afectas a ellas. Esto te da, como dije, un poder inmenso y una actitud de demonio.

La actitud de que al diablo le importe no significa que el chico malo no tenga sentimientos o que esté muerto por dentro, sino que él tiene el control de esos sentimientos. No es afectado por los demás, sino que los afecta a ellos.

Él es la fuerza activa mientras que todo lo que le rodea es la fuerza pasiva. Utiliza plenamente su masculinidad y su poder masculino para dar forma al mundo que lo rodea.

Las cosas insignificantes no le molestan, incluso las cosas importantes no le molestan tanto como para que tome medidas para resolver o tratar el problema.

Esta actitud diabólica también se deriva de tener las habilidades necesarias para hacer frente a la vida. No solo para sobrevivir, sino para prosperar en cualquier entorno. El chico malo sabe que esto comienza con su mente ya que ha aprendido que cuando pone su mente en acción puede lograr cualquier cosa que quiera. Deja a un lado los pensamientos negativos que lo detendrían. Este es su secreto tomando el control de su mente. Una vez que tiene el control interno, no tiene que preocuparse por el control externo. Cuando esto suceda, tendrá paz mental, lo que resultará en una actitud de despreocupación.

Cómo cultivar la actitud de que al diablo le importa

. . .

Como se dijo anteriormente, lo primero es dejar de preocuparse por las cosas. Preocuparse no resuelve nada y solo te enferma y te enferma.

No te preocupes por las cosas, toma medidas si es necesario o déjalas pasar, pero no te detengas en ellas. Toma medidas para disipar la preocupación. Aléjate de las personas tóxicas que solo te deprimen y te llenan de preocupaciones. No tienes lugar en tu vida para personas que no contribuyen a ella. No importa quiénes sean.

Toma riesgos. La gente vive en pequeñas burbujas de las que nunca salen. Un hombre estaba destinado a explorar los límites y empujar los límites de su reino. Considera los miedos como tierras no conquistadas que sales y conquistas. Luego, una vez conquistado, puedes expandirte aún más y continuar con el ciclo positivo. Cuando tienes una zona de comodidad que se extiende más allá de lo que el hombre promedio alguna vez experimentará, eso también te da un tremendo poder. Y es el poder lo que es la base de la actitud de que al diablo le importe.

Adquirir conocimientos. Sé que puede parecer una sugerencia extraña, pero recuerda que al diablo le puede importar la actitud por la que los chicos malos son famosos proviene del poder y el poder proviene en gran parte del conocimiento. Los chicos malos se han dado cuenta de que la mayoría de las cosas en la vida simplemente no valen la pena. Así que se mantienen tranquilos y serenos cuando todos a su alrededor están perdiendo la cabeza. Tienen el conocimiento necesario para triunfar, son más poderosos que el mundo.

Resumen

Los chicos malos enfrentan todo en la vida con una conducta tranquila, una mente tranquila y una gran actitud.

Son estoicos en su visión de la vida. ¿Por qué preocuparse cuando no importa? En lugar de poner tus pantalones en un lío sobre cada pequeña cosa como las mujeres, los niños y, desafortunadamente, la mayoría de los hombres hacen hoy en día, ese chico malo mantiene la calma. Está por encima de los altibajos del mar de la vida. Está por encima porque no rema en el agua como la mayoría sino que vuela por encima de ellos.

Cultivar una actitud de preocupación por el diablo tomará un poco de tiempo dependiendo de cuánto te preocupes y te afecte el mundo que te rodea. Pero puede hacerse. Haz las sugerencias y poco a poco te transformarás en el chico malo con una actitud de demonio. Recuerda que una gran clave para ser un buen chico malo es no ser afectado por el mundo, sino afectarlo.

. . .

UN TONTO IMPENITENTE

Ahora voy a seguir adelante y decirle lo que este artículo no es.

Este artículo no se trata de andar siendo un idiota con todos, esa es una muy buena manera de vivir una vida miserable y que te pateen la cabeza.

No, eso no es lo que quiero decir con imbécil impenitente. Se trata del idiota machista cuya mentalidad aún está en sus días de escuela secundaria (léase la mayoría de la población masculina, desafortunadamente). No, esto no es de qué trata este artículo. Y si eso es lo que sales y haces, con razón serás miserable y te patearán las pompas.

Ahora que eso está fuera del camino, podemos comenzar.

Uno de los principales rasgos del chico malo es que no se ve afectado por el mundo que lo rodea. Es un hombre de acción no de reacción. Lo que quiero decir con tonto impenitente es que el chico malo no tiene absolutamente ningún problema en poner a alguien en su lugar si el momento lo requiere. No tienen ningún problema con la confrontación y no la rehúyen. No lo buscan como los tipos de baja autoestima, pero tampoco lo rehúyen como un marica. Lo enfrentan de frente mirándolo directamente a los ojos.

Un Tonto Impenitente

Cuando llama a un chico malo, no tiene problema en decirle a alguien cómo se siente. Si alguien se pasa de la raya, lo aborda. No importa quién sea esta persona o lo que haga, el chico malo se dirige a la falta de respeto. Podría ser una mujer malhumorada tratando de sacudirlo, podría ser un imbécil tratando de presumir frente a sus amigos o podría ser su jefe tratando de hacer un movimiento de poder para compensar por ser un marica. No importa que el chico malo te aborde y sea un tonto impenitente cuando la situación lo requiere. No se disculpa por ello, ya que sabe que no arrepentirse es un rasgo clave de la masculinidad y de ser un chico malo.

Para ser un tonto impenitente se requieren algunas habilidades. Lo que significa que ser un buen chico malo que las mujeres anhelan requiere algunas habilidades. Es decir, cómo luchar para lidiar con los inevitablemente esforzados que plagan una sociedad en la que la mayoría de los hombres están demasiado asustados para dirigirse a las cabezas de mierda, así como para defenderse a sí mismos y a los que les importan. sobre. Cómo tratar con una mujer con un ego inflado que intenta emascularlo.

Así como cuándo ignorar algo y cuándo abordarlo. No permite que otros lo atrapen, ya que tiene el control de sí mismo y, por lo tanto, de su mundo.

Pero cuando llega el momento de dictar la ley, lo hace y lo hace sin pedir disculpas.

Puede ser arrancarle a alguien uno nuevo o puede ser una mirada rápida que transmite más de lo que las palabras pueden. No importa el punto es que no le importa ser el imbécil impenitente. No le importa que la gente diga que es "malo" o "imbécil" si está haciendo lo correcto y viviendo de acuerdo con sus estándares. No se disculpa por abordar la falta de respeto o el mal comportamiento. Es un imbécil o tonto impenitente cuando se le pide.

Consejos prácticos para desarrollar tu macho interior

Lo primero es lo primero, como se mencionó en otra parte, deja de disculparte tanto. Si te disculpas más de una vez a la semana, te estás disculpando demasiado. Cortalo. Aprende las habilidades para que cuando llegue la confrontación (como sucede inevitablemente si eres un hombre) estés listo para enfrentarla. Como se mencionó antes, ser un buen chico malo es esencialmente ser un hombre. Y un hombre está preparado para lidiar con las realidades del mundo que incluyen la violencia y la falta de respeto. Tienes que estar preparado para lidiar con esto. Para poder protegerte a ti mismo (y a tu familia/amigos/mujeres con las que estés) así como para que puedas manejar cualquier cosa que la vida te depare.

Muchos hombres viven en esta burbuja en la que creen que no necesitan desarrollar estas habilidades y pueden convertirse en hombres débiles en lugar de hombres. Pero esto no es cierto. El llamado a la masculinidad no es que uno pueda eludir solo porque vive en los suburbios. Y si uno lo hace, siempre termina en desastre. Ya sea que tu esposa te engañe, tu familia resulte herida o algún otro evento desafortunado.

El punto es que las habilidades requeridas para ser un hombre se aplican a todos y son algo que necesitas desarrollar ahora y continuar desarrollándote.

Aprende a pelear. Aprende a manejar a las mujeres. Y tener la mentalidad correcta. Mira una serie para ver un diseño completo para desarrollar tu hombría. Tener estas habilidades subyacentes te permite caminar por el mundo sin miedo y sin inhibiciones. Podrás enfrentar el mundo con confianza y no rehuirás la confrontación. Podrás vivir la vida plenamente y no tener miedo de lo que está alrededor de cada esquina. Serás libre de ser el imbécil que los hombres deben ser a veces y no disculparte por eso.

· · ·

Resumen

Un hombre sabe que a veces tiene que ser un tonto no arrepentido y no tiene problemas para hacerlo. Parte de ser un buen chico malo es saber cuándo poner el pie en el suelo y trazar la línea en la arena. Saber cuándo llamar a alguien por su mierda o mal comportamiento.

No ser empujado o dejar que otros empujen a aquellos que te importan. Ser una fuerza activa en este mundo en lugar de una fuerza reactiva para ser un hombre.

Aprender las habilidades subyacentes es una parte fundamental de ser un buen chico malo y cultivar tu tonto interior. Sin esas habilidades, no tendrás la confianza para respaldar lo que dices. Serás como el perro pequeño que ladra al perro grande en comparación con las habilidades en las que serás un perro de guerra que ladra al otro perro. Ser un idiota impenitente no significa andar regañando a los demás sino ser asertivo cuando el momento lo requiere. Y es una de las partes más importantes de ser el chico bueno y malo que el mundo necesita y las mujeres anhelan.

13

Abordar Algunos Conceptos Erróneos Y Las Bromas

En la búsqueda de atraer a las mujeres, muchos hombres piensan que, dado que cuando eran débiles y no consiguieron ninguna mujer, lo que se necesita es ir en la dirección completamente opuesta. Así que antes adoraban a las mujeres, ahora las odian. Antes trataban a las mujeres como princesas, ahora abusan de ellas. Y así sucesivamente y así sucesivamente. No se dan cuenta de que lo opuesto a la locura sigue siendo una locura. La vida se trata de equilibrio y ser un individuo saludable. Cuando un hombre ve que un chico malo es el tipo de hombre que consigue mujeres en lugar de investigar, saca conclusiones precipitadas y luego las sigue. Conclusiones que son falsas.

Eran una caricatura y luego se transforman en otra. Antes eran los cobardes débiles, así que ahora creen que deben convertirse en machos imbéciles. Aunque no hay duda de que el idiota macho técnicamente tiene más atractivo para las mujeres que el cobarde débil, este no es el objetivo final. Aquí en este artículo quiero señalar algunas otras trampas en las que caen muchos hombres que les impiden desarrollarse plenamente como hombres y los mantiene en un estado perpetuo de adolescentes. Nunca se convierten en el chico malo/hombre bueno que enloquece a las mujeres y tiene un impacto en el mundo.

Confianza vs. Arrogancia

¿En qué se diferencia la confianza de la arrogancia? Lo que pasa con todas estas distinciones es que todas provienen de una cosa interna. A menudo tienen que ver con tus intenciones.

Por ejemplo, una asociación PUAs (por sus siglas en inglés) denuncia alguna vez complementar a una mujer. La razón es que la mayoría de los PUAs eran perdedores que se veían a sí mismos muy por debajo de las mujeres y les daban complementos para que les gustaran a las mujeres. Compare eso con el hombre que complementa a una mujer porque así es como realmente se siente. Lo que importa es la intención no tanto la acción.

La confianza surge de la fuerza y la arrogancia surge de la inseguridad y la debilidad. La confianza es cuando un hombre cree en sí mismo y en su capacidad para adaptarse a lo que el mundo le depare.

La arrogancia es cuando un hombre compensa sus inseguridades con falsa bravuconería. Un hombre confiado se enfoca en sí mismo, es decir, en construirse a sí mismo. Un hombre arrogante se centra en los demás y se preocupa por derribarlos para verse mejor. La arrogancia tiene que ver con la compensación, la confianza tiene que ver con la fuerza interior.

Ser Dominante VS. Ser Dominante

Alguien que es dominante siempre trata de controlar a los demás e imponer su voluntad sobre los demás. Otros en general no quieren seguir a este tipo de macho porque es débil y por lo tanto debe empujar y pinchar para salirse con la suya. Es controlador y no en el buen sentido. Esto se deriva de tener un núcleo interno de debilidad. Nuevamente, esto se reduce a que una persona dominante se enfoca en los demás y en cómo no se someten a él. Mientras que un hombre dominante abraza naturalmente su dominio y cumple su papel natural.

Como el líder que todos quieren liderar debido a su tranquila confianza en comparación con el hombre ruidoso y bravucón que quiere llegar a la cima a pesar de que todos están en su contra. Foco interior y foco exterior.

El hombre dominante se ha centrado en sí mismo y en la construcción de su poder masculino interior.

Mientras que el hombre dominante se ha centrado en los demás y los controla para salirse con la suya. Otros se someten naturalmente al hombre dominante porque así lo desean. El hombre dominante tiene que usar tácticas clandestinas. Como el extraño artista del ligue que usa guiones o lo que sea que usan para ligar con chicas en comparación con el hombre normal que resulta ser un hombre atractivo.

Amarte A Ti Mismo VS. Odiar A Otros

Al principio esto puede sonar obvio. Sé que estás pensando "Bueno, no inventes, hay una diferencia entre amarte a ti mismo y odiar a los demás" pero ten paciencia conmigo.

Cuando piensas en un chico malo, muchos piensan en el tipo que anda menospreciando a los demás y siendo un idiota. Si bien este tipo de hombre encarna al menos una pequeña parte de su naturaleza masculina, está lejos de ser la totalidad. Todavía está enfocado en los demás en lugar de en sí mismo. Todavía está tratando de manipular a otros en lugar de construirse a sí mismo.

. . .

A veces, el chico malo es un idiota para los demás porque cruzaron la línea o mostraron falta de respeto. No porque obtenga una emoción de poder de eso. Eso sería como si un león se emocionara al golpear a un conejo.

Solo los animales que también están en el poder se divierten peleando contra algo cercano a sus iguales. Mira a los matones que se meten con los débiles porque ellos mismos son maricas débiles que no lucharán contra un hombre de verdad. Un chico malo no es alguien que anda regañando o derribando a los demás, sino que se enfoca en sí mismo.

Pasa su tiempo enfocándose en amarse a sí mismo, no en odiar a los demás.

Resumen

A lo que esto se reduce es a estar centrado en el interior frente a estar centrado en el exterior. ¿Le preocupa principalmente fortalecerse a sí mismo o usar y manipular a otros?

Vive tu vida para ti no para los demás. Vive tu vida para aprovecharla al máximo. No te quedes atrapado en las trampas mencionadas anteriormente. Sé un alfa, no un idiota. Ten confianza, no seas arrogante. Sé dominante, no dominado. Ámate a ti mismo, no odies a los demás. Si odias a alguien, no vale la pena, a menos que sea una amenaza para su seguridad y deba ser tratado.

No pases tu vida enfocándote en personas que no valen la pena.
Vive tu vida para una persona y solo para una persona y esa persona eres tú mismo. Ser un buen chico malo no se trata de menospreciar a los demás, la mayoría de las personas no merecen tu tiempo y atención tal como son.

Pero más bien se trata de construirte a ti mismo. Para hacer crecer a un ratón a un león. No se trata de matar a otros ratones para que no crezcan más allá de ti. Ve la diferencia, esta es la clave.

LA BROMA

Algo que se destaca sobre el chico malo es su forma natural con las mujeres. Él no está tan afectado por ellos como ellos por él. Él sigue siendo su yo centrado, incluso alrededor de la más bella de las mujeres. En particular, se destaca porque se burla de ellos. Se burla de ellos para obtener una reacción y meterse con ellos. No para lastimarlos o destripar sus almas, sino simplemente para divertirnos con ellos. No tiene miedo de decir cosas atrevidas porque los chicos malos son hombres atrevidos y las mujeres los aman por su franqueza y atrevimiento.

Dirán lo que quieran a las mujeres porque vienen de un lugar fuerte. Recuerda que no son las palabras que dices las que importan sino las intenciones detrás de ellas.

Les he dicho cosas a las mujeres que hicieron que todos los hombres a su alrededor se quedaran boquiabiertos, pero les encantó. Porque lo hice honestamente y porque quería divertirme con ellos. Literalmente puedes decir cualquier cosa cuando viene del lugar correcto.

Burlas De Las Mujeres

Bromear no es insultar. Pero no tiene nada que ver con las palabras que dices. He dicho cosas que suenan increíblemente duras pero las hice con una sonrisa y de una manera que a las mujeres les encanta. He visto a hombres decir cosas agradables a mujeres que las disgustaron. Porque no importan las palabras que digas, sino la intención detrás de ellas. Cuando tu intención es que digas lo que quieras y quieras divertirte, eso llegará a la mujer que te amará por ello.

· · ·

Solo le estás rompiendo las chuletas porque eres un tipo divertido y dices lo que tienes en mente. No porque quieras lastimarla o vengarte de ella. Recuerda que tus intenciones son críticas. Hay muchas maneras de molestar a una chica, ya que la provocación finalmente se reduce al coqueteo.

Para las técnicas reales, prueba el cumplido al revés, así como una variedad de otros para descubrir qué funciona mejor con tu estilo de personalidad.

En este artículo, quiero exponer el trasfondo detrás de las burlas en lugar de las técnicas. En última instancia, todo se reduce a un aumento emocional.

Burlas En Acción

Voy a usar ambas analogías para ayudar a ilustrar lo que quiero decir cuando digo "burlarme". Imagina un globo rojo. Este globo rojo es el ego de una mujer. La mayoría de los hombres cuando ven a una mujer, especialmente una hermosa, suben y soplan más aire. El globo. Se convierte en un patrón que las mujeres reconocen y las guapas se aburren. Como ir a trabajar todos los días para sentarse en el mismo escritorio para ingresar esencialmente los mismos números. Te aburrirías hasta las lágrimas.

. . .

El chico malo que se burla de las mujeres se acercaría al globo con una sonrisa en su rostro y luego lo reventaría. Tal vez él hace comentarios improvisados, se burla de algo de ella o simplemente se mete con ella de alguna otra manera.

No como un hombre enojado que regaña a una mujer, sino como un tipo que se burla de su hermana pequeña. Es diferente, está hecho de una manera divertida y va a llamar su atención. Quiero que recuerdes eso. Cuando mires a mujeres bonitas, imagínalas con globos rojos a la espera de que los exploten.

No desde un lugar de ira u odio, sino más bien desde un lugar de confianza y con ganas de pasarlo bien.

Digamos que tenemos a Alejandro entrando en un edificio de oficinas de uno de los hombres más ricos de la ciudad.

Hay una recepcionista rubia deslumbrante a la que todos los hombres de negocios sedientos que vienen a verla le inflan humo por la parte de atrás de su cuerpo todos los días.

Alejandro la ve como si tuviera un globo que casi llega al techo y necesita desesperadamente que lo exploten.

Mientras se acerca, escucha a un joven hombre de negocios diciéndole lo bonita que es. Ella sonrió aburrida de su mente a otro tipo que andaba por ahí besando sus pies. Lo escuchas decir "Sabes que tienes los ojos más hermosos". Te paras junto a él, la miras fijamente y le dices con una sonrisa en la cara: "No sé, un poco de maquillaje, ¿no crees?". Si se hace bien, los ojos de la mujer se iluminarán y sonreirá.

Recuerda que son tus intenciones las que importan, no las palabras reales que dices.

Resumen

Esto tiene que venir de un lugar de tener un marco fuerte y una mentalidad correspondiente. Piensa bien primero y conseguir mujeres será la menor de tus preocupaciones.

Recuerda que tus intenciones son tan fuertes que tus palabras nunca importarán. Concéntrate en tus intenciones, habla honesta y abiertamente. Sin inhibiciones, no retengas nada. Cuando operas desde ese marco masculino, todo lo demás cae en su lugar.

Recuerda la analogía de los globos. Cuando ves a una mujer hermosa, es una buena apuesta que ha pasado un tiempo desde que alguien la trató como humana opuesta a la diosa que sabe que no es. Revienta ese globo. No por odio o enojo, sino porque quieres y será divertido para los dos. Es por eso. Las burlas son parte de ser un buen chico malo, asegúrate de incluirlas en tu repertorio.

Conclusión

Como pudimos ver este libro fue toda una guía para ayudarte a lograr ser ese chico malo por el que todas las mujeres mueren. Y no solo eso, también quería lograr que superaras ciertos aspectos que puede que en estos momentos de tu vida te estén afectando y estén evitando que logres varios de los objetivos que tengas en mente. Por eso al principio del libro no solo te hable de mujeres, sino que también te puse algunos ejemplos con el trabajo y te hable de cosas que puedes hacer tu solo, sin necesidad de tener una compañía, lo cual acuérdate que también es bueno.

Por el momento, hasta aquí va a llegar este gran libro que espero te haya gustado y lo hayas disfrutado tanto como yo.

Recuerda poner en practica cada consejo que te di y si es necesario vuelve a leer el libro o el capitulo que crees que te pueda ayudar en la situación que tengas.

Conclusión

Éxito en todo, te deseo mucha suerte y que llegues a ser el chico malo y el hombre que tanto deseas, no olvides que todo esfuerzo tiene su recompensa, así que no te rindas ¡porque lo vas a lograr!

www.ingramcontent.com/pod-product-compliance
Lightning Source LLC
Chambersburg PA
CBHW052205090526
44583CB00015BA/1573